现代医院思想政治工作管理与实践

孙之富　著

九 州 出 版 社
JIUZHOUPRESS

图书在版编目（CIP）数据

现代医院思想政治工作管理与实践／孙之富著. --
北京：九州出版社，2021.8
ISBN 978 - 7 - 5225 - 0399 - 8

Ⅰ. ①现… Ⅱ. ①孙… Ⅲ. ①医院 - 政治工作 - 研究
- 中国 Ⅳ. ①R197. 32

中国版本图书馆 CIP 数据核字（2021）第 159121 号

现代医院思想政治工作管理与实践

作　　者　孙之富　著
责任编辑　王海燕
出版发行　九州出版社
地　　址　北京市西城区阜外大街甲 35 号（100037）
印　　刷　北京七彩京通数码快印有限公司
开　　本　787毫米×1092毫米　16开
印　　张　7.25
字　　数　150千字
版　　次　2021年8月第1版
印　　次　2022年9月第1次印刷
书　　号　ISBN 978 -7-5225-0399-8
定　　价　56.00元

前　言

　　俗话说："德为医之本，无德不成医。"精神文明建设和医德医风建设等思想政治工作是医院工作的永恒主题。医院如何在日益激烈的市场竞争中坚持"以病人为中心"，吸引更多的病人来医院就医，除了要有高超的医疗技术和先进的医疗设备外，还要求医院要有良好的社会形象，医务工作者要有高尚的医德和纯朴的医疗作风，良好的医德是做好医疗工作的先决条件。

　　医学从来就不是一门单纯的自然科学，它是一个依附在科技体系上，涵盖社会各种价值观的一个综合体。医学属于社会学领域，治病救人，不仅医身，更要医心。只有技术而缺乏仁心的医生，绝非良医。传统社会里，医德的塑造多是封闭式的家传师授，而在现代，医生成为一个开放式的职业之后，对其思想工作并未像技术那样予以同等重视。

　　对医疗行业而言，从最初级的职业道德到更高标准的人文关怀，新时期医院思想政治工作研究已经受到重视。医生作为道德实践的主体，有义务恪守公正善良的道德规范，在技术为王的思维中植入温情与职业操守，在工作目标考核中增加思想与社会意义的权重，这样的双重作用，对某些失范的医德和商业思维可以形成一系列有效的制约和屏蔽。

　　医院思想政治工作是衡量医院思想政治工作水平的一个重要方面，也是保持医院改革发展各项事业顺利进行的必然要求。随着社会主义市场经济体制改革的不断深入和完善，思想政治工作的环境、人物、内容、渠道和对象都发生了很大变化。面对新的形式、新的问题，要求医院的思想政治工作要跟上时代发展的步伐，要研究新情况，解决新问题，不断探索新时期思想政治工作的新方法、新途径、新特点和新规律。只有这样才能使医院在物质文明建设和精神文明建设等方面走在时代的前沿，从而促进医院持续快速全面发展。医院思想政治工作，是医院事业发展的生命线，是推进医院各项建设、提高医院服务水平的重要保证。

本书基于加强现代医院的思想政治工作，将全书分为八个部分，分别阐述现代思想政治教育实践性的理论基础、实践面临的时代课题、医院有关党组织工作制度、思想政治工作对医院工作发展的作用、医院思想政治工作的有关探索和研究、医院党的队伍和机构建设、发挥现代医院的工会作用、医院干部的培养与考核、医院员工培训和团队建设等内容。在写作过程中，参考了有关学者、专家的研究资料和成果，在此表示衷心的感谢。由于水平有限，书中难免存在不足之处，恳请广大读者和学者给予批评、指正。

目 录

第一章 现代思想政治教育实践的理论基础

第一节 现代思想政治教育实践的哲学基础

一、实践唯物主义是马克思主义哲学的本质

（一）实践唯物主义与马克思主义自然观

马克思主义哲学在自然观上以实践为其基本观点，运用实践的观点分析物质世界的发生发展，科学地阐释了自然的发展规律。自然观是马克思主义哲学实践唯物主义的首要表现。

马克思主义哲学出现之前，无论是唯心主义还是唯物主义都没有科学揭示实践的本质，也就无法理解自然的实践本质。马克思指出："从前的一切唯物主义（包括费尔巴哈的唯物主义）的主要缺点是：对对象、现实、感性，只是从客体的或直观的形式去理解。"① 马克思主义所讲的实践，是人改造世界的现实活动，而不是精神的、非感性的活动。马克思主义所讲的主体是实践的主体，而不是神秘的、抽象的主体。马克思主义所讲的主体性，是从事改造现实世界的现实的人的主体性，而不是虚幻的主体性。正是对这样的实践主体性的强调，使马克思主义既区别于唯心主义，又同旧唯物主义划清了界限。

实践活动，沟通了人与自然的联系。马克思的实践唯物主义认为，现在成为人类活动对象的周围感性世界，绝不是那种原来就有的原始的自然物，人类世代用自己的物质实践活动，改变着自然界的原始状态，创造合乎人的需要的形态，我们今天是生活在经过改造的自然界里。马克思说，人的现实自然界，就是在人类历史中即在人类社会的产生过程中形成的自然界。在人的周围的感性世界中没有留下人的印记的地方，几乎找不到。即使是一些原始的自然物第一次进入人的视野，也是借助实践并且只有通过实践才有可能。因

---

① 《关于费尔巴哈的提纲》是德国思想家卡尔·马克思于 1845 年春创作的一篇政治文章，最早发表于 1888 年.

此，马克思认为自然界在本质上也是实践的。旧唯物主义把自然界看成是与人无关的独立存在，看起来很"唯物"，实际上完全不了解自然界的真正本性。只有从实践方面去理解，从人与自然的关系中去理解，才能真正理解自然。

（二）实践唯物主义与马克思主义历史观

实践是认识社会产生、发展的基础。马克思认为："全部社会生活在本质上是实践的。"[①] 因为，人的本质是在实践中形成的，实践创造了人。实践活动也创造了人的社会关系和社会生活，各种社会关系和社会生活都是在实践中产生和发展的。实践活动还推动了人类社会的发展和变迁，一部社会发展的历史就是实践变迁的历史。各种社会现象，都能在实践中找到答案。正如马克思所说："凡是把理论引向神秘的东西，都能在人的实践中以及对这个实践的理解中得到合理的解决。"[②]

实践活动是丰富多彩的，是随着时代的变化而变化的。但是，马克思主义认为物质资料生产实践是人类最基本的实践形式。物质资料生产实践把人和自然界区分开来，是其他一切实践活动开展的前提，人只有解决衣食住行之后，才可能从事政治、艺术等活动。同时，物质资料生产实践还不断推动人类社会的进步，物质资料生产能力是人类社会进步的根本标志。这是马克思唯物史观最基本的观点，不了解物质资料生产实践的作用，就不可能真正理解马克思主义的历史观。

总之，马克思主义历史观是以实践为出发点研究人类社会历史的发展变化，实践是马克思主义历史观形成的基础。

（三）实践唯物主义与马克思主义人学观

在马克思的实践唯物主义中，人的问题占有特殊重要的地位。马克思的实践唯物主义就是关于人的解放的理论。实践唯物主义在人的问题上的深刻之处在于，它不是抽象地看待人、谈论人，而是立足于历史的发展着的实践来考察和解决人的本性、人的价值和人的解放等一系列重大问题，从而指出了人实现自身价值和自我解放的唯一正确道路。

马克思主义和先前一切谈论人的"自觉能动性"的学说的不同地方在于，它认为人的自觉能动性归根结底来自实践的能动性。实践既是人的自觉能动性的表现，同时也是人的自觉能动性的根源。这种集中体现和不断产生着人的自觉能动性的实践活动，是人的生命表现和本质特性。马克思深刻指出，"人类的特性恰恰就是自由地自觉地活动"，[③] "动物

---

① 马克思著. 关于费尔巴哈的提纲, 1888.
② 马克思著. 关于费尔巴哈的提纲, 1888.
③ 马克思著. 关于费尔巴哈的提纲, 1888.

和它的生命活动是直接同一的，动物不把自己同自己的生命活动区别开来，它就是这种生命活动。人则使自己的生命活动本身变成自己的意识和意志的对象。他的生命活动是有意识的。……有意识的生命活动把人同动物的生命活动直接区别开来"①。只有突出了自由、自觉、意志、意识，把人的实践同动物的活动区别开来，才能摆脱机械唯物主义的局限性。又由于把自由、自觉、意志、意识等主体的能动的因素和人的感性的生命活动联系在一起，也就远远高出了只是抽象发展人的能动性的形形色色的唯心主义。

马克思主义还进一步赋予"自由""自觉"（特别是"自由"）以科学的内涵。按照马克思主义的观点，自由是指人摆脱了盲目必然性力量的控制而支配自己和支配对象，即是自己的主宰，也是对象的主宰。所谓"自由"，实际上是人能够有计划地使自然规律为一定的目的服务。不言而喻，自由只能通过实践来实现。当人的实践活动中能够按照客观规律性的认识和有目的地支配对象时，人就达到了自由。这样，在马克思主义那里，实践既是人的自觉能动性的表现和根源，又是实现自由的途径和手段。

可见，马克思主义是以科学的实践观透彻地阐明了人的理论，马克思主义关于人的学说集中凝结、体现在它的共产主义理论中。正是为了实现人的本质和人的解放，马克思指出："实际上对实践的唯物主义者，即共产主义者来说，全部问题都在于使现存世界革命化，实际地反对和改变事物的现状。"② 因此，马克思的实践唯物主义，就是科学的共产主义世界观，具有鲜明的阶级性。但无产阶级的阶级性并不具有狭隘性，又与无产阶级以解放全人类为自己的历史使命，因此在实践唯物主义阶级性中包含着最多的全人类性的内容。马克思的实践唯物主义是实现无产阶级和全人类的共同解放的哲学。

二、实践唯物主义是现代思想政治教育实践的理论依据

实践性是现代思想政治教育的突出特点，重视实践是现代思想政治教育进一步发展的必然要求。现代思想政治教育实践是否符合时代发展的需要，是否具有真理性意义，只有在具体的实践活动中才能得到验证，同时又要回到实践中指导实践。现代思想政治教育实践作为思想政治教育的一个重要方面，不是对一般性理论的归纳总结，而是以实践为核心的全新的理论体系。

（一）实践性是正确认识现代思想政治教育实践发展规律的基础

现代思想政治教育实践的诸多理论是在现实生活实践中孕育的，经过抽象分析上升到

---

① 马克思著. 关于费尔巴哈的提纲, 1888.
② 马克思、恩格斯著. 德意志意识形态, 1932.

理论的高度。如何认识现代思想政治教育实践性的发展规律，能否真正展示出其自身的科学性，关键是需要实践来检验。马克思指出："人的思维是否具有客观的真理性，这不是一个理论的问题，而是一个实践的问题。人应该在实践中证明自己思维的真理性。"① 总之，实践能够揭示现代思想政治教育发展的规律，也能验证其价值。现代思想政治教育只有建立在实践的基础之上，才能保证它的科学性。

（二）服务实践是现代思想政治教育实践的功能所在

现代思想政治教育实践来源于现实的人的实践活动，最终又回到实践中去为人的实践活动服务。现代思想政治教育实践是以现实的思想政治教育实践活动为主要研究对象的，尽管面对的对象不同，但是每个对象的实践活动都有一定的目的性。现代思想政治教育实践是科学性和价值性的统一，包含了人的主观动机、需要，这种价值性追求贯穿始终。它的价值性要求它必须回到现实实践活动中去，并且为实践服务。

（三）现代思想政治教育是在实践中不断发展的

发展是永恒的，人类社会的实践活动也是不断变化发展的。现代思想政治教育是社会实践活动的产物，也要随社会实践活动的发展而发展。社会实践活动的每一次向前发展，都会给现代思想政治教育实践提出新的课题，从而推动了现代思想政治教育实践性的发展。

总之，现代思想政治教育实践的科学性、价值性和发展性都是与现实的实践活动紧密联系在一起的，失去实践性，现代思想政治教育实践的科学性、价值性、发展性也就无从提起了。

第二节　现代思想政治教育实践的人学基础

一、马克思主义的人的本质理论

"人的本质不是单个人所固有的抽象物，在其现实性上，它是一切社会关系的总和。"② 是马克思对人的本质的科学认识。它主要包括以下三个方面的含义：

第一，人的本质在于人的社会性。人之所以成为人，在于人的社会性。在人的一切属

---

① 马克思著. 关于费尔巴哈的提纲, 1888.
② 马克思著. 关于费尔巴哈, 1845.

性中，只有社会性才是最根本的、最本质的属性。马克思指出，人的"本质不是人的胡子、血液、抽象的肉体的本性，而是人的社会特质"①。社会性不但能够将人同其他一切事物相区别，而且它同时又能将人与人相区别。社会性还是在人的全部属性中处于根本和决定地位的属性。人的其他一切属性的具体表现形式及其发展规律，从根本上说，都是由这种属性决定的。因此，马克思认为："人是最名副其实的社会动物，不仅是一种合群的动物，而且是只是在社会中才能独立的动物。"

第二，人的本质是全部社会关系的总和。社会生活是纷繁复杂的，涵盖了经济、政治、思想、文化等诸多领域。社会生活的复杂性也决定了社会关系的多样性。因此，科学地揭示人的本质，必须全面把握人的全部社会关系。而这些社会关系的总和是人在生产关系实践中形成的，进一步认识人的本质还要把人放在各种生产关系中去认识。

第三，人的本质具有历史性。人的本质不是一成不变的，它会随着社会的发展变化而变化。因为社会关系特别是生产关系是会随着社会的发展而不断变化，社会关系变化了，人的本质也会发生相应的改变，呈现出历史性。

二、人的本质和人性理论构成了现代思想政治教育实践的人学基础

现代思想政治教育实践性不但要为社会现代建设提供理论的支持，还要为人的发展服务，以人的发展为出发点和归宿点。因此，现代思想政治教育实践要取得实效性，必须以马克思主义人性论和人的本质论为指导。必须合理满足受教育者的物质方面的需要，丰富人的自然性。加大思想政治教育实践的整体性、联系性和针对性，实现人的社会化，丰富人的社会性。人的本质的社会性决定了思想政治教育实践性的社会属性。人的本质的复杂性和综合性决定了思想政治教育实践的复杂性和综合性。人的本质的历史性决定了思想政治教育实践性的历史性。

总之，现代思想政治教育实践的对象是人，对人性和人本质的不同认识，必然会导致对现代思想政治教育实践相关问题的不同结论。因此，现代思想政治教育实践必须坚持以马克思主义的人性论和人本质论为指导，大力加强思想政治教育实践性，从而丰富和发展马克思主义的人性论和人本质论。

---

① 马克思恩格斯全集．中共中央马克思恩格斯列宁斯大林著作编译局编译，人民出版社出版，2006.

第三节　现代思想政治教育实践性的学科基础

一、马克思主义理论一级学科下的思想政治教育学科定位

《马克思主义理论一级学科及其所属二级学科简介》对构成马克思主义理论一级学科的五个二级学科做了如下说明："马克思主义理论就是一门从整体上研究马克思主义基本原理和科学体系的学科。它研究马克思主义基本原理及其形成和发展的历史，研究它在世界上的传播与发展，特别是研究马克思主义中国化的理论与实践，同时把马克思主义研究成果运用于马克思主义理论教育、思想政治教育和思想政治工作。它包括马克思主义基本原理、马克思主义发展史、马克思主义中国化研究、国外马克思主义研究和思想政治教育。"[①] 从文件中我们可以看出，前四个二级学科以其理论及理论与实践结合的研究构成马克思主义理论的研究整体，而思想政治教育作为马克思主义理论研究的一种实际应用，构成了一级学科中马克思主义理论在人的思想品德和政治教育上的研究方向。该文件在一定程度上为我们研究马克思主义理论一级学科及其五个二级学科之间的逻辑关系奠定了基础，同时也对思想政治教育的学科定位提供了理论指南。

思想政治教育学科是在我国改革开放之初创立的，伴随着我国改革开放的深化和社会的发展不断丰富发展，在促进思想政治教育科学化、促进人的全面发展等方面，发挥了重要的作用。对马克思主义进行综合研究，是人的发展和我国社会发展的客观需要，也是马克思主义理论发展的要求。我国在中国特色社会主义建设的伟大实践中，每个阶段战略目标的确定都要求指导思想的系统化和综合化。马克思主义在世界范围特别是在中国的发展，取得了丰富的理论成果，尤其是马克思主义中国化的理论成果，对综合研究马克思主义基本原理和马克思主义中国化理论，具有重大的现实指导意义。社会与人的发展需要，要求思想政治教育学科必须在教育原则、指导思想、教育内容、教育途径上，进行系统性、综合化的改革。

根据中央有关文件精神，我们认为马克思主义理论下的五个二级学科，大体上可以分成马克思主义理论学科和思想政治教育学科两大部分。新的马克思主义理论学科，已经不是原来的马克思主义哲学、马克思主义政治经济学和科学社会主义，而是综合的马克思主义理论学科。马克思主义理论学科的综合是从两个维度展开的，一是空间维度，主要研究

[①] 资料来源：国务院学位委员会．教育部《关于调整增设马克思主义理论一级学科及所属二级学科的通知》（学位〔2005〕64号）．

马克思主义基本原理的综合体系、中国化马克思主义理论体系和国外马克思主义的总体状况；二是时间维度，主要研究马克思主义的历史发展。这两个维度在每个二级学科和各个二级学科之间也是交叉的，如马克思主义中国化研究二级学科，除了主要研究中国化马克思主义理论体系之外，也要综合研究中国化马克思主义发展史，而中国化马克思主义发展史，在马克思主义发展史中，属于马克思主义国别史。中国化马克思主义理论，实际上是马克思主义基本原理在中国的运用、丰富与发展。因而，四个马克思主义理论二级学科是联系在一起的，是从不同纬度对马克思主义的综合研究。

对马克思主义进行综合研究，既是我国社会发展与人的发展的客观要求，也是马克思主义理论发展的需要。从客观要求看，我国正在进行全面建设小康社会的伟大实践，按照物质文明建设、政治文明建设、精神文明建设相协调的战略目标，推进社会与人的全面发展。在此实践基础上，党中央提出了习近平新时代中国特色社会主义思想和建设社会主义和谐社会的目标，强调以人为本，坚持全面、协调和可持续发展。这些理论的提出与实践的发展，都要求指导思想的系统化和综合化。同时，马克思主义在世界范围的发展，特别是在中国的发展，形成了丰富的理论成果，特别是中国化马克思主义的重要理论成果，即毛泽东思想、邓小平理论和"三个代表"重要思想、科学发展观、习近平新时代中国特色社会主义思想，是既一脉相承又与时俱进的理论体系。综合研究马克思主义基本原理与中国化马克思主义理论，对完整、准确学习和运用马克思主义，发挥马克思主义的指导作用，具有重大的现实意义。

同时，我国社会与人的发展的多样、复杂与速变，以及发展取向上的全面、协调与可持续，决定人们思想的形成与发展、行为的交换与变化，不是过去社会的简单因素所导致，而是现代社会复杂因素综合作用的结果；人们突出的思想问题，也难以由单一的思想政治教育解决。因此，思想政治教育学科必须在指导思想、教育原则、教育内容、教育方法上，根据社会与人的发展需要进行综合化、系统性的改革与发展，具体讲，就是既要以马克思主义基本原理和中国化马克思主义理论为指导，又要以其为教育的主要内容。

二、新的学科定位与思想政治教育学科属性

（一）马克思主义理论学科与思想政治教育学科的关系

马克思主义理论学科与思想政治教育学科，在马克思主义理论一级学科中，密切地联系在一起。作为马克思主义理论下属的二级学科，思想政治教育虽然也包括马克思主义理

论教育的内容，但它侧重于对马克思主义理论的传播与教育研究，侧重于如何使人们接受马克思主义理论的研究，与马克思主义下属的其他二级学科侧重于对马克思主义基本原理内容的研究有明显的区别。但马克思主义理论研究与思想政治教育研究，都是为了提高人们认识世界与改造世界的能力，满足人们自身发展和促进社会发展的需要。马克思主义鲜明的科学性、实践性、群众性的特征，是其内在联系的体现。因此，马克思主义在创立人的发展和社会发展理论的同时，也创造了把理论转化为群众的思想、行为的理论。因此，我们决不可将思想政治教育学科与马克思主义理论学科分割开来，更不可将其对立起来。思想政治教育学科，既以马克思主义理论为指导思想，又以其为教育内容，这是思想政治教育的本质特征。

从思想政治教育的学科特点上，我们可以看出它有两方面的学科特征：一是具有教育学的特征，思想政治教育要遵循教育学的一般规律；二是具有政治学的特征，它具有很强的意识形态性和政治性。思想政治教育学科尽管有教育学的一般特征，但是它与一般的教育学研究有明显的区别，即思想政治教育学更主要体现的是政治学学科特色，从研究队伍上看，思想政治教育学科的理论工作者主要具有马克思主义理论的学科背景。尽管思想政治教育学科研究道德教育的规律，但它还研究政治教育、思想教育和法制教育等，学科的政治性、意识形态性是思想政治教育最主要的学科特征。在社会发展的不同历史阶段，政治性随着社会阶级关系的变迁而不断发生变化。

（二）思想政治教育是一门新兴学科

思想政治教育作为阶级社会特有的产物，它在人类历史上已经存在了几千年，但是思想政治教育正式作为一门学科来建设，应以1984年教育部决定在12所高校设立思想政治教育专业并于当年开始招收本科生为标志，思想政治教育学科建设与发展才有了基本的保证和依托。

在学科学位建设不断取得新的突破成就的同时，思想政治教育学科主体理论内容与理论体系研究也不断取得新的成果，并确立了学科主干课程。

思想政治教育的主干课程在不同侧面正在得以延伸，形成了不同类型的分支学科。思想政治教育学科主干课程主要由"论""史"和"方法"组成，"论"是思想政治教育学科的知识体系，是其原理和主要理论部分；"史"是思想政治教育的发展史，它是思想政治教育学科得以建立的基础，是思想政治教育学科的"根"；"方法"是思想政治教育价值得以实现的桥梁与中介，彰显着思想政治教育的生命力，是"论"的运用。

三、思想政治教育学科发展的深厚源泉

随着思想政治教育学科建设的不断发展，思想政治教育学的理论与方法在人才培养和人们生活质量的提升中发挥着重要作用。其成果在思想政治工作中得到广泛的应用，同时促进了思想政治教育在新的实践基础上实现学科化、科学化。思想政治教育学科与文化学、社会学、心理学、教育学、管理学等其他学科交叉、渗透的趋势越来越明显，形成了一批富有特色的研究领域与研究方向，为思想政治教育学科的发展提供了广阔的空间，体现了思想政治教育学科的渗透性与综合性特点。近些年来思想政治教育学科获得如此蓬勃的发展，其深厚源泉在哪里？我们有必要做出有益的探索。

马克思主义是思想政治教育学科发展的理论源泉。马克思主义是一个贯穿哲学、政治经济学、科学社会主义与党的建设等方面的完整而严密的理论体系，思想政治教育学科建设以马克思主义为指导，就必须全面、完整、准确地理解和把握马克思主义的基本原理及其在当代中国的新发展。中国特色社会主义理论的形成与发展，丰富了思想政治教育学科发展的理论基础，中国特色社会主义理论是当代中国的马克思主义，是我们党和国家的指导思想，是社会主义意识形态的基本内容，也是当代中华民族优秀文化的核心。指导思想、意识形态、民族文化是三个"同心"的范畴和层面，三者的协调发展为思想政治教育学科建设提供了源源不断的动力。

思想政治工作是思想政治教育学科发展的实践源泉。思想政治工作是我们党的优良传统和政治优势，它既包括思想教育、政治教育、道德教育，又包括与之相关的政治工作、群众工作、统战工作等，党的各级组织主要通过这些教育与工作实现党的思想领导与政治领导，保障经济工作与各项业务工作的顺利运行。党的思想政治工作遍布我国社会发展的各个领域与各条战线，形成了广阔的实践领域，为思想政治教育学科建设提供了源源不断的新鲜经验和思想素材。思想政治工作的复杂形势要求理论工作者与思想政治工作者与思想政治工作者向专业化、职业化转变，而这一转变必须通过专门的培训和教育才能实现，因此，人们必须注重研究思想政治工作及其发展规律的科学化与学科化趋势，这位思想政治教育学科化发展不断提供新的发展动力。

思想政治教育新的学科定位是思想政治教育学科发展的良好平台。马克思主义理论一级学科及其所属二级学科的设立，澄清了人们关于思想政治教育学科归属上的模糊认识，进一步明确了思想政治教育的学科建设指明了方向。与西方国家的社会运行机制具有法制传统相比较，思想政治教育的学科定位既吸收了我国长期以来形成的重视伦理、讲究美德的历史传统，也继承和发扬了党一贯重视思想政治工作的优良传统，在我国社会具有明显

的政治优势。它强调了我国的思想政治教育是以马克思主义为指导、以为人民服务为核心、以集体主义为原则的社会主义思想政治教育，使思想政治教育学科建设现代思想政治教育走向科学的发展轨道。从而为现代思想政治教育的实践性研究奠定了坚实的学科基础。

第二章 现代思想政治教育实践面临的时代课题

第一节 经济全球化与思想政治教育实践性

一、经济全球化给思想政治教育实践带来的机遇与挑战

经济全球化不仅给思想政治教育提出了许多新的课题，也冲击着传统思想政治教育的理念和模式。它本身对世界产生正面和负面双重效应，同样给我国思想政治教育实践带来了难得的机遇，同时也提出了新的挑战。

（一）经济全球化给我国思想政治教育实践带来的机遇

1. 为进一步挖掘人的潜能提供良好的发展机遇

经济全球化的发展积极推动和有效促进了各国不同民族之间文化的相互交流与融合，提高了人们整体的文化品位。经济全球化的过程中，经济、市场、技术与通信形式使得人们能够越来越多地参与各个领域、各个层次的社会交往，充分发展了自己各方面的能力和自由个性，进一步挖掘了人们的生活能力和思维能力。

在经济全球化时代，作为社会个体的人的发展运行到了一个崭新的平台之上，人们的知识、解决问题的创造力、新思想，各方面的潜能得到充分发掘。人们的思想观念进一步更新，为思想政治教育铺垫崭新的思想基础。经济全球化过程中，必然拓宽人们的视野，进一步解放人们的思想，更新人们的观念，人们的群体心理状态、各种行为习惯以及思维方式等在不同文化和思想交流的过程中，相互碰撞，发生了重大变化。首先，人们思维中的竞争意识正在逐步增强。在竞争充斥着整个社会的今天，人们必须通过主动参与竞争才能赢得较好的生存和发展机会，在竞争中不断地改善自我、完善自我。其次，法制观念大大加强。在全球化过程中，要求我国的市场经济体制、市场运行机制及相关运行规则等要符合国际的一般惯例和通行准则，要求人们必须树立起较强的法制观念，使得自身的各项活动均在法律框架内进行，得到法律的有效保护。再次，人们逐步树立全球化的意识。经

济全球化过程中,增强了各国之间的密切联系和交往,这就要求人们着眼世界,树立全球意识,学会从全球的宏观利益角度去思考问题,具有适应全球化发展所必备的思维方式和行为方式,具有国际视野和应对能力,积极参与国际交流与合作。

2. 为思想政治教育实践提供全新的开放的社会环境

从国际环境看,全球化增强各国之间的相互依赖性,交流与协作已成为时代的需要,"和平与发展"是当今时代的主题。从国内环境看,我国自加入WTO后,我国政府加大了政策行为的透明度,不断推行法制建设,改善政府职能管理,我国在全球化过程中赢得了国际和平的发展环境,促进国内政府发展,从而为我国思想政治教育提供了良好的政治环境。

在参与国际事务和国际竞争中,我国社会主义事业达到了突飞猛进的发展速度,综合国力迅速提高,各个部门用于进行思想政治教育的专项资金投入也随之大幅增加,工作条件也有了较大的提高和改善,用于思想政治教育工作上的技术设施范围也有很大的提高。由于全球化的开放性,各国之间信息的共享性,为思想政治教育提供了丰富的工作资源和信息,特别是国际交流合作的增加,更为学习和借鉴外国先进经验,开拓思想政治教育的视野提供了条件,特别是伴随着高新技术的迅猛发展和网络文化的进一步普及,更为我国的思想政治教育实践,提供了物质条件支持,多角度拓展了思想政治教育的空间和渠道。

在经济全球化的大背景下,我国的思想政治教育实践既要体现出全球化精神,又要体现出中国特色。我们不仅可以继承我国几千年历史积淀下来的传统道德资源,而且还可以对建立在资本主义文明之上,有利于人类社会进步的西方思想道德观念加以扬弃与吸收,尤其是要注重学习和借鉴国外关于思想政治教育模式中成功的道德教育方法与手段。从西方思想政治教育模式发展过程来看,多是在文化发展多元化、社会生活民主化的大背景下提出的,而这也恰恰是在新的历史时期,我国思想政治教育实践所面临的一种新环境,因此西方思想政治教育模式,对我们当前思想政治教育模式的完善与发展有着重要的借鉴意义。

3. 促进了思想政治教育实践方式的多样化发展

经济全球化过程是一个经济过程,同时也是一个政治过程。经济决定政治,政治是经济集中表现。由于经济在社会结构中的基础地位,它的改变必然影响并反映在政治和文化领域。全球化必然会从经济领域逐渐扩展到政治领域、文化领域,从而形成政治和文化交叉渗透的全球化。

经济全球化引领了信息化,法制化及多样化,在这种社会背景下,经济主体和利益主体也随之多元化,从而社会阶层,利益群体多样化,其思想观念也就多层次化,多元化,因此也就要求思想政治教育工作者因人而异，将各种学科知识，不同的思维方式及工作方法进行整合并合理运用，实现思想政治教育方式的进一步优化。经济全球化进程中，随着网络信息技术等现代高科技技术的迅猛发展，为人们现代生活提供了更为宽广的平台与空间，这也为我们进行思想政治教育工作实践提供了更新更高效的媒介和手段。广播电视，报刊杂志，电子，网络等高科技手段越来越多的被引入思想政治教育工作，使得现代思想政治教育工作的科技含量大大提高。丰富的社会文化生活为人们思想起着隐性的影响作用，在开展思想政治教育工作中，不断探索和完善贴近群众现实生活，生动活泼、喜闻乐见的活动方式，增强其感染性、趣味性和渗透性，使得思想政治教育工作更具感染力、说服力和吸引力。

（二）经济全球化给我国思想政治教育实践提出的新挑战

首先，世界性的生产全球化、贸易全球化以及金融全球化，在信息网络、相互开放与市场竞争的推动下，使现代经济的各种要素日益冲破民族国家的壁垒，在全球范围内自由流动，必然模糊传统的国家疆界。同时，全球化为权力下放提供了强大的动力和逻辑，经济全球化运行不仅要求政府向社会主体、个体民众下放权力，还要向各种世界性的管理和协调机构让渡国家权力，以前国内可以解决的问题现在日益国际化。目前，全球化过程正在强势推进，人们传统的民族观念和国家意识因此面临着巨大挑战，在此负面作用影响下，难免会出现民族观念淡化、国家意识淡薄等民族认同危机现象，思想政治教育实践迫不得已地卷入世界性与民族性的矛盾交织之中。在此情况下，思想政治教育如何有效地发挥引导功能，增强国民的民族认同，培育民族精神，培养既具有开放意识和国际眼光又有国家意识和爱国主义精神的新一代公民就更为重要。

其次，经济全球化是伴随着全球多元文化之间矛盾碰撞、激荡推进的，民族文化在获得前所未有的交流与传播机会的同时，也遭遇西方文化霸权的挤压，遭遇不同性质、类型文化侵袭，诸如宗教文化、封建文化、庸俗文化、享乐文化等的渗透与影响。全球化为文化的扩张与渗透创造了客观条件，西方发达国家正是借全球化浪潮之势，大量传播、输出其本国文化产品与精神理念，并以潜移默化的方式，向我国传播、渗透其生活方式与价值观念，特别是其刻意推崇的民主政治制度。全球化时代西方发达国家的文化传播与输出无法避免，但由此形式的多元文化环境，对国家文化安全的冲击，对人民思想观念、价值取向的冲击，对社会主义意识形态教育乃至整个思想政治教育的冲击是巨大的；主导性与多样性的矛盾成为思想政治教育面临的最为突出的矛盾。在此情况下，思想政治教育应该更加有效地发挥其主导功能，加强社会主义世界观、价值观教育，尽量发掘中华民族的传统文化资源，批判性继承西方国家有益的文化，坚持社会主义方向，增强我国公民对中华民族的文化信仰和文化认同，培育我国人民开阔的文化视野，构建中国特色的精神支柱，树立社会主义核心价值体系，正确处理好既能适应文化的多元发展又能坚持社会主义意识形态的一元主导的关系。

毫无疑问，全球化对思想政治教育实践提出的挑战是严峻的，其影响并不只是构成对思想政治教育地位的威胁那么简单。由于全球化对世界格局的深刻影响与改变、对各民族国家社会结构的深刻影响与改变、对人们思想观念和行为方式的深刻影响与改变，应对全球化对思想政治教育的挑战，仅靠在整体层面上提高认识，不足以解决问题。只有在深刻分析其全面影响的基础上，理性地反思思想政治教育的基本模式与理念，实现思想政治教育实践由封闭向开放的根本性改变，与时俱进地探讨思想政治教育实践的内容、方法和机制，适时调整具体应对措施，方可实现思想政治教育模式及其方法的新超越。

二、经济全球化给思想政治教育实践提出的新的要求

经济全球化把思想政治教育置于一个开放的社会系统中，为思想政治教育实践创造提供了全新的发展环境和发展空间；思想政治教育作为一种客观存在的、无形的、软性的资源，能够能动地调节经济全球化条件下与发展不适应的各种利益关系，从而促使资源实现合理流动与有效配置。

以全球化视角看，经济全球化乃至政治文化的全球化，在对思想政治教育实践提出严峻挑战的同时，也为思想政治教育实践及其模式、方法的发展创造了机遇，促进了思想政治教育实践打破传统封闭，走向逐步开放。从社会发展视角来看，现代化就是人类社会不断地创造"世界历史"的过程。现代性就是现代化的动力之源，现代化的过程就是现代性不断进行扩张的过程。伴随着现代性的扩张和现代化的推进，思想政治教育实践必然由封闭走向开放。要真正实现这个根本的转变，必须处理好世界性与民族性、现代性与传统性、多样性与主导性之间的关系。

（一）正确处理民族性与世界性的关系

全球化凸显的是一体化的趋势，是一些国家以经济、技术的优势推行的一体化话语霸权，强调在不同国家一起某些共同的思想、知识和手段处理似的事件，但结果却导致了民族、国家之间更大的冲突与矛盾。因此，民族性、世界性都是全球最基本的文化要素。但是，全球化又激起了各个文化族群的身份与认同的自觉与肯定，亦即一方面出现全球化，另一方面则激发地方性。有的学者提出了"全球地方同在性"的概念，这一概念反映了全球化与地方性的一种动态因此，对人的全面发展具有极端重要意义的思想政治教育将会在

很长一段时间内处于世界性与民族性的剧烈互动的夹缝之中，处于全球化与地方性的动态矛盾运动中。思想政治教育实践走向开放的核心，在于不断增强应对这种变换与矛盾冲突的能力，实际上就是在全球化环境下，利用全球化所提供的经济技术条件，理性地处理思想政治教育中的世界性与民族性的关系问题，其根本任务是要通过思想、政治、道德以及法制、心理等方面的相关教育，为培养了解本国和世界发展状况、具有爱国情结、具有国际竞争能力、具有人类共同价值取向的人才服务。固守原有的计划经济时代预制的思想政治教育工作体系与方法体系，显然难以适应更不用说超越这种生存状态。

思想政治教育实践要实现由封闭向开放的根本性转变，必须把外国先进的教育思想、理论、经验与中国的具体国情相结合，探索有中国特色的思想政治教育体系。从总体上说，经济全球化发展进程中的各种因素对人们思想观念的影响是客观的、自发的、多样的，容易使人们通过经济、科技与物质生活条件的具体比较，形成感受和做出判断与取舍。而适应经济全球化发展的民族精神却是理性的、全局的、自觉的，它是民族面对经济全球化发展机遇与挑战，寻求生存、发展与超越的理性应对，因而它与人们的直接感受往往不相一致，但他又深刻地关联和影响着人民群众的根本利益。因此，在风云变幻的全球化时代，思想政治教育始终坚持马克思主义在我国意识形态领域的主导地位不动摇，构建具有高度自觉性和明确主导性的思想政治教育内容体系和方法体系，在引导人们全面了解、反复比较的过程中，主导人们选择、接受的正确方向和正确的内容。用发展的民族特色、民族精神、民族品格应对世界性、国际化，借全球化之力，发展思想政治教育的民族化、国际化。

（二）正确处理传统性与现代性的关系

根据吉登斯的现代性理论，思想政治教育要走向开放，就要超越时空的局限，通过信息网络、市场等"符号标志"和"专家系统"，在国际范围内通过多元文化之间的对话与合作，在国际的环境中使思想政治教育获得新的生命力源泉，并由此来重构自己的组织和制度。然而，现代性的根本基础在于它的传统性，吉登斯所说的"远距离发生的事件和行为"并不只是指在远离我们的地球的某个角落发生的事件和行为，同样也应包括在远离我们的历史的某一个角落发生的事件和行为。唯有如此，现代性才会真正获得时空重组、重构情景的条件。现代性绝对不可以脱离传统，它只能"脱域"于传统。因此，思想政治教育超越时空，走向开放，必须以正确处理传统性与现代性的辩证关系为基础。只有在此基础上，才能实现思想政治教育基本理念的转变和方式方法的转型，不断获得和丰富自身的现代性。

在全球化背景下，继承和发扬传统性、发展和丰富现代性，同思想政治教育实践从封闭走向开放是同步同构的过程。以弘扬和培育民族精神为核心整合思想政治教育内容，是保持和发扬传统性的必然选择；对思想政治教育传统方法进行现代改造是提升思想政治教育现代性的正确策略。在世界各民族间思想文化的相互融合与碰撞中，弘扬与培育民族精神，其难度远远高于在相对封闭的环境下做此项工作。这就要求我们的思想政治教育工作，要不断研究新情况、拓展新思路、开拓新领域。既让人们认知接受中华民族的传统民族精神，同时又在世界各民族的思想文化与民族精神的交流碰撞中，学会扬弃，选择与接纳本民族的民族精神。了解、比较、选择、接纳应该成为思想政治教育实践重要的现代机制，由此对方法创新提出的要求是可以想见的。

（三）正确处理主导性与多样性的关系

我国在融入全球化进程的过程中，首先实行了经济领域的对外开放，并日益扩大到思想、政治、文化、科技、教育等各领域，形成了全社会、全方位的开放局面。开放环境不仅推动了经济的快速发展，也促进了各种思想文化的交流与渗透，人们的思想变得异常活跃，同时，国外的各种思想理论、社会思潮以及生活方式也纷至沓来，使我国意识形态领域和精神文化生活领域，呈现出多元化的发展趋势。文化多元化这一思想政治教育的现实条件，同思想政治教育的主导性本质特征构成了对立与冲突。在这种情况下，要正确把握二者关系，唯有促进相互结合，在思想政治教育中坚持主导性与多样性相结合的基本原则。

思想政治教育主导性与多样性相结合的原则，是马克思主义学说关于世界统一性与多样性辩证统一原理在思想政治教育领域的具体运用。它要求我们在思想政治教育实践中，辩证地把握事物存在形式及其相互关系，既要从事物的多样性中看到统一性，又不要忽视事物的多样性，注意在方式方法上要灵活多样。在全球化潮流中的思想政治教育，已经被深深地卷入主导性与多样性的矛盾旋涡中。一方面，无论是思想政治教育的环境内容还是教育内容本身都不断呈现出多样性、丰富性和发展性；另一方面，思想政治教育在多样性生态中更加彰显主导性、统一性、必要性和重要性。正如统一性与多样性之间的辩证统一关系一样，思想政治教育的主导性与多样性也是相互作用、相互联系、相互制约、不可分割的辩证统一关系。主导性植根于多样性之中，又高于多样性，指导、选择多样性，制约多样性发展方向。多样性的社会实践不断丰富和发展着主导性，多样性不能脱离主导性，否则，多样性就会迷失方向，陷入混乱，其结果不仅冲击主导性发挥主导作用，也必然影响多样性的健康发展。主导性也不能脱离多样性，脱离多样性或限制多样性发展，主导性就会显得单一、孤立，成为不起作用的形式、教条。

坚持思想政治教育的主导性和多样性相结合的原则，是克服教育内容单一化、简单化，缺少针对性和层次性的弊病，把主导内容的方向性与针对丰富多彩的现实生活和思想特点的灵活性相结合的方法。坚持主导性与多样性相结合的原则，要善于比较、学习和借鉴，在比较中彰显主导性，在学习和借鉴中丰富多样性，完善主导性思想政治教育理论体系和方法体系。我国思想政治教育由于过去长期处于比较单一、封闭的社会环境中，加上认识上的误区，其开放性、多样性发展是不够的。世界各国虽然没有思想政治教育这个名称，但事实上都有符合本国需要与文化传统的政治工作与政治教育、道德教育，为社会发展和人的发展提供保证和服务，都有经验教训与独特的工作方式。思想政治教育在面向世界开放与交流过程中，与国外进行同中求异、异中求同的比较，既可以进一步认识我们的优势，又可以学习别国有效的方式，借鉴有用的经验，吸取教训，进一步改进、发展思想政治教育及其方法。坚持主导性与多样性相结合的原则，要求在坚持用主导性内容教育人们的同时，从方法论上讲，要针对教育对象和教育环境的不同特点，从教育对象和教育环境的具体情况出发，灵活选择有效、适用的思想政治教育方式方法，不断增强教育的实际效果。世界上找不到两片同样的树叶，矛盾的特殊性原理说明，世界上不存在任何两个相同的事物。因此，思想政治教育对象的个体差异性是绝对的。由于人们所接受的社会影响不同，受教育群体的思想实际是划分为不同层次的。任何地方的人群都有先进、中间、落后等层次，在政治上也存在不同倾向。思想政治教育必须针对教育对象的各种不同类型、不同层次和个体差异，选择不同的教育内容和方法，才能取得理想的教育效果。强调选择思想政治教育方法的灵活性、实用性、有效性，是防止思想政治教育一般化、表面化、形式化，确保主导性内容教育的针对性和实效性的关键环节。

三、经济全球化背景下思想政治教育实践的新内容

（一）当前思想政治教育实践的基本内容

在经济全球化环境下，世界各国的思想政治教育实践几乎都主动地进行全方位改革以适应全球化的新变化。首先应明确思想政治教育实践的基本内容。

第一，进行国际化教育。在经济全球化条件下，世界各国为适应 21 世纪更加广泛和激烈的国际竞争，在培养国民的国际意识、全球意识以及参与国际活动的能力方面都很重视，这样的发展趋势当前特别值得注意。

第二，强化适应性教育。各国在适应时代变化和本国国情的情况下，思想政治教育呈现出兼有民族特色和经济全球化特点的形式多样的面貌，表现出极强的社会适应性。

第三，增强价值取向的个人和社会并重教育。由于经济全球化，当代世界思想政治教

育的价值取向发生了微妙的变化。向来以集体主义为本位的东方文化传统的国家也开始关注个人价值，而推崇个人主义的西方文化传统的国家开始强调社会价值，使个人和社会并重成为一种新的价值取向。

第四，深化爱国主义教育。在经济全球化的社会条件下，只有深化爱国主义教育才能把一切社会力量最大限度地调动起来。于是，深化爱国主义教育，就理所当然地成为当今时代世界各国思想政治教育的主旋律。

当然，经济全球化的发展还带来了大量的环境熏陶和实践活动的教育，更多地采用"隐蔽式""渗透式"的教育等，思想政治教育实践方案的可操作性越来越受到重视。

（二）当前思想政治教育实践的新内容

如何使思想政治教育适应经济全球化发展的需要，是社会主义国家亟待解决的重大课题。为促进经济全球化的健康发展，应认真研究经济全球化形势下思想政治教育工作的特点和规律。

由于思想政治工作对象的变化，思想政治工作的内容相应也有了很大变化：思想政治工作的一个全新领域——网络道德教育；思想政治教育的新课题——"致富思源、富而思进"的教育，思想政治教育工作在信息全球化时代的一个重要方面——包括信息思想教育在内的整个信息教育等多种教育内容随之出现。思想政治教育实践在新时期还赋予原有的教育如信念教育、道德教育以及其他综合教育以新内容。

（三）教育实践的新方法和新形式

经济全球化，世界经济一体化，世界各国的思想政治教育实践发展趋势，决定了我国思想政治教育工作在当前必须开发新形式和新方法。也就是说思想政治教育实践必须采取科学化、现代化、信息化以及网络化、制度化和社会化等新形式。知识的现代化、手段的现代化、思想政治教育的系统化及正规化和思维方式、工作方式的现代化等方面的内容体现现代化。思想政治教育发展到一个全新的阶段的有效方法是信息化，其是现代化的突出表现。在"网络全球化时代"，思想政治教育若想充分发挥其"服务保证"作用，就必须实现网络化。思想政治教育若想在经济全球化条件下更加具有实效性，只有通过制度化、法制化、社会化和生活化等形式才能实现。若想开创思想政治教育实践的新局面，只有通过构建中国特色的思想政治教育工作运行机制，如启动体制、调控机制、评估机制、保障机制等实现。若想增强人们对"西化""分化"的免疫力，就必须建立反"和平演变"的思想政治教育工作新机制。这样，促进经济社会健康发展的更加有效的现代思想政治教育社会实践活动才会蓬勃发展。

第二节　政治民主化与思想政治教育实践性

一、我国在社会主义民主政治建设中存在的问题

民主程序即形式民主，是指实现实体民主的具体途径、方法、方式及其有关的制度性规定，强调民主的规则、机制和程序，它是人类政治文明发展到一定阶段的产物，是民主的重要组成部分。民主程序的状况是衡量一个国家民主程度的重要尺度。我国民主程序建设得到了快速发展，但是民主程序化的意识与观念还有待加强。党的十六大把民主程序建设作为推进我国社会主义民主政治建设的重要目标之一，充分体现了我党对民主程序建设工作的重视，也体现了我党完善民主程序，进行政治文明建设的决心，民主程序建设还任重道远。

（一）民主程序化意识与观念有待加强

随着民主法制化进程的迅速发展，我国公民的民主意识也在不断提高，但这种提高主要体现在对民主的性质和地位的理解和认识上，而对民主程序建设的重要性，认识还是较为浅薄，完全依靠法定程序办事的意识还不强。在具体的民主决策的过程中，往往还存在不严格按科学程序办事的情况，还存在科学论证有时被貌似民主的"集体讨论通过"所代替的情况。这与民主程序意识的淡漠有着直接的关系。因此在思想政治教育实践中，要根据实际情况不断强化程序意识的培养，这已成为社会主义民主政治建设中一个日益突出的问题。

（二）缺乏民主政治的程序维护机制

在发达资本主义国家，对于程序制度的维护机制，在社会政治生活中占有很重要的地位。这种机制既包括对一定机构的职能维护，也包括特定的法律制度，如从宏观上对程序法制的维护，以及通过对违反程序行为的制裁来强化制度的权威，利用严格的法律维护民主政治程序化的规范运行，等等。而目前我国尚缺乏这种对程序职能的合理分类，以及相关必要的分解与认定。另外，参与程序制度的素质与程序民主建设的要求还有一定的距离，难以适应现实民主程序建设的需要，这也是目前我们推行程序民主化的主要障碍之一。

（三） 民主运行机制并不是特别完善

民主机制作为政治机制的一个类型，它用一整套民主程序、制度规定着国家政治的运行方向，在实践中履行着民主的具体功能。改革开放以来，我国的民主机制得到了长足的发展，逐步形成了社会主义民主机制体系。但是，我国的民主机制和发达国家相比还是存在着一些不足，有许多地方需要完善。利益表达机制还不健全，民主监督机制还不完善，广大人民群众利益表达的对象仍不明确。利益表达的渠道还不够畅通，利益表达的程序还比较繁杂，政府对群众的利益要求还缺乏相应的应对机制。另外不少监督环节还存在一定的空当和误区。监督权某种程度上仍受制于执行权，专门的监督机构还缺乏应有的独立性地位。

（四） 法律体系还不够完善

依法治国，建设社会主义法治国家，是我国民主政治建设的重要方面。改革开放以来，我国的法制建设取得了巨大的成绩。以宪法为核心的社会主义法律体系基本形成，人民的法律意识明显提高。但是，我国法制建设道路仍然是漫长和艰苦的，突出表现在法制建设落实不到位。

新形势下，我国原有的一些法律法规已不适应现实客观形势的发展，不少法律的内容相对粗疏、漏洞较多，立法上仍有不少的缺陷。另一方面，在进行市场经济体制改革的过程中，立法明显滞后于发展。有些法律规范过于原则化，内容比较笼统，难以具体操作。因此，很多时候在处理某些具体问题时，执法者难以从行为的量的方面来把握行为的质，某种程度上变成无法可依，不得不依靠具体的政策，甚至依靠主观的意志来处理具体问题，这就为人治现象提供了可能。

（五） 人民群众政治参与意识不强、参与水平不高

人民群众迅速发展的政治参与要求，无疑是社会主义政治文明的积极推动力量，但我国现实的人民群众的政治参与，无论在广度上还是在深度上都还很不够，总体的发展水平还比较低，参与意识不够强。

二、思想政治教育实践在社会主义政治民主化进程中的作用

（一） 思想政治教育实践在民主政治公共权力建构中的作用

社会主义民主政治要维护和体现的是最广大人民的根本利益，其权力建构就是围绕人

民当家做主来设计的。但"人民"只是一个抽象的政治概念，民主政治的实现最终还是归结到每个人身上。当家做主的实现，是以人民群众对自己政治地位的认识以及参政议政能力为前提条件的。随着社会主义市场经济体制改革的不断深化，社会各方面都发生了深刻的变革，我国原有的公共权力模式已经不能适应变化了的新环境新情况，也不能有效地实现公共权力的职能，必须谋求模式上的转变。在公共权力的新的构建过程中，思想政治教育实践的基础作用尤为突出，具体表现在以下几个方面：

1. 帮助人民群众提高对政治权力的认识

公民对政治权力的认识就是对政府权力与威严及政府能力、威望的认同和遵从，就是人民群众对政治体系的认同与支持。这些认同一方面来源于法律的规定，一方面来源于思想政治教育实践对人民群众进行政治知识教育和对政治情感、信仰的培养，使全体人民对政治权力的认识、对政权的合法性与政治领导人合法性达到理想的高度和理性的认同，从而为社会主义民主政治体系的运作提供理性保障。

2. 帮助广大人民群众建立独立的自我参政意识

创造条件，让人民群众把自己视为政治体系中独立平等的一员，建立主人翁观念。民主制度应该植根于全体公民的政治态度和情感中，要有参与共同体公共事务的积极性和利益激发。只有在人民群众中产生了民主的诉求，才会创造并支持、完善民主制度。

3. 帮助广大人民群众形成规范的政治行为模式和个体道德修养

民主政治是广大人民群众以合法手段竞取政治权力实现政治价值的重要手段，它需要进行政治参与的公民，以积极的态度对待自身的利益和参与公共事务，以理性的行为参与政治；它需要人民群众在积极争取自己政治利益的同时，尊重他人政治的利益，或为了实现群体利益最大化，牺牲个人的部分利益。从而形成与民主制度相适应的政治道德修养和行为模式。

4. 帮助广大人民群众正确地表达和维护自身利益

要使民主制度在运行中发挥最高效能，人民群众必须对自身的政治利益有充分的认识，需要学会正确地表达和争取自己的利益，人们需要自发地组织和行动起来，以集团的方式参与政治权力的争取。

由此可以看出，没有充分有效的思想政治教育实践和由这种教育培养的具有民主意识的人民，就不可能有顺利的民主化进程，就不会有民主政治体制的健康运作。

（二）思想政治教育实践在我国民主政治发展中的作用

现代政治教育思想实践旨在培养能够适应民主政治生活的社会成员，在我国社会主义民主政治发展中具有重要的基础性作用，主要表现在促进人民群众民主价值观的形成、塑造人民群众民主政治活动主体资格、培育人民群众的政治参与能力、提升国家政治文明的民主境界四个方面：

1. 促进人民群众民主价值观的形成

民主政治作为一种基本的政治生活方式，它既涉及传统思维与现代观念间的关系，又涉及现代人对当代政治价值观念的理解和认同。民主政治建设不只停留于政治制度层面，而且还涉及人们的价值观念和政治生活方式的转型问题。著名政治学家托克维尔认为，民主制度说到底就是要深入每个人的思想与生活，形成习俗。民主作为一种理想的政治制度安排，它的最根本的价值在于实现人民民主。在这种美好的政治生活中，广大人民有权力、有能力参与政治决策。但是，这样一种政治价值观念的形成，绝对不可能一蹴而就，尤其是在我国这样一个历史悠久且欠缺民主传统的国家中，具有几千年专制统治，缺乏现代政治文化意识，民主政治价值观念的形成更是举步维艰。扬弃陈旧政治心理与政治价值理念，是当前我国社会主义民主政治建设进程中的重要任务。由此看来，不肃清封建残余在思想政治领域的影响，就很难形成现代民主政治价值观念，而这样一项艰巨的历史任务的完成，思想政治教育实践有着不可替代的重要作用。

2. 塑造人民群众民主政治活动主体资格

从本质上讲，公民意识是一种理性的精神和主体性意识的有机结合，是对个人的价值、尊严和各项权利的充分肯定。民主政治的主体只能是享有自由权利和理性思维的合法公民，而不可能是习惯于依附与屈从的无主见臣民。公民意识作为一种社会意识，是公民对其道德规范与社会价值、社会权利与义务自觉的反映，是公民以主体地位参政的主观条件。公民意识的形成，既离不开其政治生活中的各项实践，同时也需要通过思想政治教育实践来进行专门的培养。从我国传统的政治文化视角来看，专制政治文化灌输的主要是忠君思想、服从理念，培养出来的只能是只知服从、没有参与意识的顺民。我国宪法和法律明确赋予了人民当家做主的地位和权利，在法律意义上，所有人民只要达到法定年龄，符合法律规定条件，就自动获得了公民资格。但是，具有法律赋予的基本权利的政治人，是否能够成为真正意义上的公民，是否真正获得、行使公民权利，还取决于个人思维中公民意识的成熟程度。思想政治教育实践是当前培养广大人民群众的公民意识、强化人民群众主体资格最直接、最有效的途径。

3. 培育人民群众民主政治参与能力

政治参与体现着社会主义民主政治的本质和起源，就其起源而言，民主在一定意义上就是指政治主体的能动政治参与。美国著名政治学家科恩把人民群众的政治参与程度作为评价民主的标准。思想政治教育实践不仅要培养公民进行政治生活所必要的政治品质，还要培养其对民主政治的积极情感。同时，要通过思想政治教育培养公民参政能力，以促进公民对民主政治制度与理念的践行。就目前我国民主政治发展现状来看，不得不承认，我国公民的政治参与度较低，公民政治冷漠现象比较普遍，公民参政方式比较单一，参政层次也不高。这里固然有传统观念因素的影响，但公民本身参政能力比较差也是一个重要原因。人民群众参政议政能力的培养和提高，必须依靠思想政治教育实践的大力推行。

4. 提升国家政治文明的境界

在当今社会，一个国家政治民主发展的水平，思想政治教育实践的推行效果，在很大程度上反映着这个国家的政治文明程度，在不同层面上反映着这个国家政治文明境界。因为民主不仅是一种政治形式、政治制度，它更是一种政治生活习惯与方式。思想政治教育实践的一个首要目标就是培养公民的民族情感和国家意识，赋予人民以各项政治方面的美德，最终提升整个国家的整体政治文明境界。

三、现代思想政治教育实践对政治文明建设的独特价值

(一) 社会主义政治文明建设对现代思想政治教育实践提出的新要求

发展社会主义民主政治，建设社会主义政治文明，是全面建设小康社会的重要目标。我国政治文明建设的目标，就是要建设有中国特色的社会主义政治文明。社会主义政治文明的基本内容大体包括三个方面：一是保证人民依法享有基本人权。二是建立健全民主制度。三是健全社会主义法制。社会主义政治文明有别于资本主义政治文明，其本质上是人民充分享有民主的政治文明。

思想政治教育对社会民主化与规范化矛盾的正确把握与处理，一方面应该在教育内容上加强民主观念、法律意识以及权利义务的教育；另一方面还要对教育方法进行改革创新，摸索民主化、规范化以及民主化与规范化相结合的方式方法。

(二) 现代思想政治教育实践对政治文明建设的独特价值

1. 宣传社会主义民主观，保证社会主义政治文明的发展方向

社会主义民主观与社会主义政治文明建设有着十分密切的联系：它是社会主义政治文明发展的正确指导，可以为社会主义政治文明的发展提供精神动力和具体的规范原则，保证社会主义政治文明始终在社会主义的基本制度框架下健康发展，保持鲜明的中国特色。社会主义政治文明建设的根本任务就是要大力发展人民民主政治，将人民民主的原则精神

贯彻于政治生活及各项具体的政治实践之中，贯彻到社会生活各个方面，使民主真正为绝大多数人所享有。这个过程从本质上讲，就是体现和践行社会主义核心价值的过程。因此，建设社会主义政治文明，就是要将社会主义民主观所包含的科学精神内核和理念在政治生活的各项活动中，加以贯彻和落实，把它从书本式的理论变成政治现实。

现代思想政治教育实践已经在内容和形式上得到了极大的发展与丰富。宣传民主思想，培育民主观念已经成为现代思想政治教育实践的一个重要使命。一方面，思想政治教育实践要通过宣传社会主义核心价值观，引导人民群众自我学习、自我提高，不断增强法制观念，加强民主意识。另一方面，思想政治教育实践还要抵御各种非社会主义民主思潮的侵蚀。我国封建传统沿袭了几千年，君权至上的专制主义思想、等级观念、官本位思想等旧的思想残余，还根深蒂固。这些旧传统、旧观念与社会主义的现代民主价值观形成了尖锐的矛盾冲突，很大程度上制约了社会主义民主理念的发展和民主价值观念的形成。与此同时，各种非社会主义甚至反社会主义的思潮却在政治生活的各项政治活动中影响广泛。这些思想意识和价值观念很可能使广大群众从一个极端走向另一个极端，甚至激化成极端的政治宣泄活动。科学有力的思想政治教育实践，可以坚决抵制和打击、清除上述思想与思潮，代之以社会主义的民主政治意识和法制的观念。抵制和清除各种非社会主义的政治观念，最有效的方法和途径就是大力倡导社会主义核心价值观，对人民群众进行社会主义民主观教育。

通过思想政治教育实践正面宣传社会主义的民主原则和精神，反击非社会主义的各种民主思潮，可以为社会主义政治文明建设提供正确的民主价值导向，营造健康的思想氛围。具体表现在：

首先，社会主义民主观教育可以为政治文明建设提供智力保证和精神支持。建设社会主义政治文明的根本任务就是要在中国共产党的领导下，通过依法治国方略的不断实施来最终保证民主政治健康有序发展。思想政治教育实践通过宣传社会主义核心价值观的基本精神、基本原则和基本内容，阐释社会主义民主的先进性和优越性，使民主原则和民主精神渗透到政治活动和政治生活各个方面中，就能牢牢把握社会主义的正确民主价值取向。

其次，宣传社会主义核心价值观，可以增强政治文明建设的动力，促使人们为社会主义民主政治的发展做出更大贡献。社会主义民主政治的实质就是人民民主。要保证社会主义民主观的正确发展方向，就要千方百计地保障人民当家做主的权利。而这一切都必须依靠作为政治文明建设主体的广大人民群众在意识形态层面上始终保持积极健康。由于历史的原因，我国当前人民群众的政治觉悟和民主素质普遍偏低，民主法制观念还不强。我们必须通过思想政治教育实践，用科学的社会主义价值观来引导公民政治意识的发展。在当代中国，只有社会主义核心价值观才真正适合国情、符合人民群众政治利益诉求。通过思想政治教育实践，帮助人们树立科学正确的民主价值观念，在政治生活和政治活动领域中，正确把握每个人自己的政治权利和义务，正确认识政治文明建设中出现的各种纷繁复杂现象和问题，正确认识社会主义民主发展的曲折性、艰巨性和反复性，积极投身于社会主义政治文明建设之中。

最后，通过抵制各种非社会主义政治思想，为社会主义民主思想开辟道路。中国经历了两千多年的封建专制社会，各种专制主义思想残余还将在一定时期和一定范围内长期存在，这在一定程度上严重阻碍了社会主义核心价值观的发展。与此同时，西方民主政治思潮在我国也仍有很大的生存空间，干扰了社会主义民主政治的健康发展。这些非社会主义的思想，严重影响了社会主义政治文明建设的顺利进行，甚至可能使社会主义民主政治发展偏离正确方向。我们通过思想政治教育实践宣传科学社会主义民主价值观，在社会上倡导和宣传社会主义的民主原则精神，构筑思想防线，乃至最终根除这些思潮的负面影响，就能为社会主义民主政治思想的发展开辟更为广阔的空间。通过科学的思想政治教育实践，社会主义民主政治才能够在社会主义的基本框架内积极健康发展，能够始终保持同社会主义的价值取向相一致，从而保证社会主义政治文明发展前进的正确方向。

2. 引领正确的社会政治舆论，保证舆论的正确导向

政治舆论是一种精神力量，它的走向与社会主义政治文明建设具有密切的关系，它不但反映着社会政治意识形态和民主政治思想的价值取向，反映各项基本政治制度和法律规范是否能够代表大多数人的利益诉求，还能够反映人们在各项政治活动中的动机和参政能力。对政治舆论走向的引导，是社会主义民主政治建设的一项基本内容。一个政治制度健全、群体政治心态健康的社会，必然会有一个积极健康的社会政治舆论与其相伴随。政治舆论走向的正确与否，也可以在一定程度上反映社会政治文明建设的具体效果如何。

在社会主义民主政治建设中，思想政治教育实践对政治舆论导向的积极作用是通过以下几个方面实现的：

第一，在思想政治教育实践中用发展着的中国特色马克思主义科学理论引导政治舆论。在政治文明建设与思想政治教育实践中，通过开展社会主义的人生观、世界观和价值观教育，提供给人们正确的价值判断理念，提供认识政治现象本质的基本方法，增强公民的宪政理念与政治鉴别能力，使广大人民群众的思想观念符合社会主义民主政治的核心要求，使正确的政治观在社会舆论中始终占据着主导性地位，保持政治舆论发展的社会主义正确方向。

第二，思想政治教育实践能够凝聚正确舆论合力。通过思想政治教育实践活动，聚集政治实践中的积极健康的政治心理和意识形态，产生积极向上的正确舆论导向力，保持政

治舆论的正确方向。通过以情感人、以理服人的方式，凝练时代精神，使人们的政治情绪稳定、政治心理健康，形成符合社会主义政治文明发展要求的舆论合力。

第三，思想政治教育实践活动能够减少政治舆论的负面影响。在政治文明建设中，要发扬人民民主，保障人民群众的言论自由。但是，在现时社会条件下，积极言论对政治舆论产生的积极影响力，通常情况下都相对较弱，而消极落后的舆论，甚至反社会主义的言论，对政治舆论的发展却有很强的影响。思想政治教育实践就是要通过多种方式，揭露政治舆论中负面言行的本质企图，使人民群众整体保持更加清醒的精神状态，能够认清事实真相，构建安全牢固的政治心理防线，从而挫败不良舆论制造者的险恶用心，减小社会政治舆论的负面影响。

在具体的社会主义政治文明建设工作实践中，通过思想政治教育实践，对政治舆论导向进行正确的引导，对社会主义政治文明建设的顺利推进具有重要理论价值和现实意义，具体有以下几个方面：

首先，通过思想政治教育实践对政治舆论走向进行积极引导，可以为政治决策做好心理准备，减少政治改革震荡，使政治体制改革顺利进行。实践证明，任何一个政党或政治集团，为了完成一定的政治任务和使命，均要为自身营造属于自身意识形态范畴的导向舆论。在具体的社会主义政治文明建设中，健康积极的舆论导向应比政策措施先行，为各项决策的施行提供正确精神引导。

其次，通过思想政治教育实践营造正确舆论。在社会主义政治文明建设中，必然会有大量的利益关系的调整，这在一定程度上会给政治主体带来巨大的压力，激化固有的社会矛盾，带来利益冲突。政治舆论既是人们释压的有效途径，又可以为思想政治教育实践营造积极氛围，化解各种政治矛盾，清除公民进行政治参与的思想障碍。通过思想政治教育实践对政治舆论走向进行引导，有助于社会主义政治文明建设的健康发展。

3. 激发政治参与热情，保障政治文明建设主体动力

政治参与是政治行为的重要组成部分，是政治关系中人民权利得以实现的主要方式，反映着人民在政治关系中的地位和作用，体现着政治关系的本质内容。一个国家政治参与水平的高低，往往是衡量这个国家的民主程度、政治发展状况的重要标准。在政治文明建设中，政治参与的热情程度通常反映公民总体政治素质和总体政治参与水平的高低，反映人们对政治体制与活动的认可程度。因此，社会主义政治文明建设中，必须高度重视和激发调动广大人民群众的政治参与热情。而思想政治教育实践正是激发人们政治参与热情的一个行之有效的手段。

思想政治教育实践是在社会主义框架内进行的一种综合性实践教育活动。它帮助广大

人民群众充分认识参政议政的重要意义，消除思想上的畏惧心理，增强政治认同感与国家意识。同时，它能够帮助人民群众学习民主法制知识，培养法制观念，清除错误思想影响，实现自我意识的提高，加强履行义务的自觉性。在政治文明建设中，思想政治教育实践通过多种方式、多种途径，阐释、宣传社会主义的核心政治观，不断进行社会主义政治意识和民族观念激发，调动群众政治参与积极性，对政治文明建设具有积极促进意义。

首先，它可以增强政治文明建设的主体动力。在社会主义国家，人民是国家的主人，国家的一切权力属于人民。进行社会主义政治文明建设，不仅是国家和政府等领导层面的事，也是广大人民群众自己政治生活中的事情，关系到每个人的切身政治利益。在政治文明建设中，通过思想政治教育实践，采取各种各样的有效手段，激发群众的集体政治热情，帮助人民群众积极参与政治，以法律捍卫民主权利，为国家的政治发展建言献策，从而保证社会主义政治文明建设的主体动力。

其次，它能够使社会主义民主理念得到更好的落实，社会主义民主原则得到较好的体现。社会主义政治民主的优越性，绝不只体现在理论上，而是更多更具体地体现在政治活动实践中。只有通过充分激发人们的参政热情，不断体验民主精神，践行民主原则，才能把对社会主义民主精神的认可，转化成自己内心坚定的政治信念，才能真正把握好、践行好社会主义的民主原则。

最后，它可以使政治决策更加科学。社会主义国家的政府是人民的政府，体现着人民当家做主。这就要求政府的决策必须从人民利益出发，权为民所用，利为民所谋，一切政治行为都得符合民意，决策过程必须民主科学，能为人民所接受。同时，还必须能够实现政治资源的最优配置，实现政治权力的科学合理分配，从而维护好和实现每个公民的政治利益。为此，我们要通过思想政治教育实践教会人们如何监督政府、参政议政，使政府的决策尽可能更加科学化，从而推进社会主义政治文明建设的进程。

第三节　文化多元化与思想政治教育实践性

一、文化多元化给思想政治教育实践带来的机遇和挑战

（一）文化及文化多元化的含义

文化有广义和狭义两种理解。广义的文化包括四个层次：一是物态文化层，由物化的知识力量构成，是人的物质生产活动及其产品的总和，是可感知的、具有物质实体的文化

事物。二是制度文化层，由人类在社会实践中建立的各种社会规范构成。包括社会经济制度、婚姻制度、家族制度、政治法律制度、家族、民族、国家、经济、政治、宗教社团、教育、科技、艺术组织等。三是行为文化层，以民风民俗形态出现，见之于日常起居动作之中，具有鲜明的民族、地域特色。四是心态文化层，由人类社会实践和意识活动中长期孕育而形成的价值观念、审美情趣、思维方式等构成，是文化的核心部分。狭义的文化通常是指个人所受到的教育程度。

每一种文化都有存在的社会历史和现实基础。文化实际上是一种自我表现，是每个人素养的一种表现。因此，文化在本质上就是多元的。这种多元性同现代社会在经济上的利益分化、政治上的个体化密切联系在一起。因此，政治民主化、经济市场化都是文化多元化的动力。

由于交通、网络、通信的空前发展，当代国家与国家之间的交流日益便捷，各种各样的文化形式相互碰撞、相互摩擦，从而形成了文化多元化这个当代文化重要特征。站在历史的角度来观察文化现象，可以发现，多元化是伴随着整个人类文化的发展，而实现整个人类文明最主要的特质。这种特质的形式很大程度上乃是与人类全部实践活动相互关联的，而思想政治教育实践是人类全部实践活动中的一支。

文化多元化的含义应是多层次的。首先其包括全球范围内不同民族文化的百花齐放，同时也包括某一民族国家中的传统文化对其他民族文化的宽容以及必要时的吸纳。多元化的方向应是传承民族文化、吸收外来有益文化、拓展现有文化。我国是一个多民族的国家，包括汉族在内的五十六个民族，每个民族都有各自的文化形态，每种文化形态在不同地区都得以保留。在我国，保持了从原始社会文化形态一直到社会主义社会文化形态等不同的文化形态，在经济领域，存在着从手工经济形态一直到机器生产等好几种经济形态，我国许多民族自治地区有着浓厚的宗教气氛，同时还有不少地区足以和世界上最发达的地区相媲美。面对错综复杂的国情，要使我国的经济和社会得到持续、稳定、协调、健康的发展，就必须依据我国的具体国情保持思想文化形态的多样化，保持文化的多元化特质，也只有如此，人的个性才不被禁锢，才智才能得以开发，本领才能够得到提高，为国家和社会的进步与发展做出应有贡献。

世界上还有许多值得我们借鉴的文化。改革开放四十多年的历史见证了文化多元化给我们带来成就的同时也创造了机遇。虽然我国成为世界第二大经济体，但在当前，我们仍需要巩固我国的经济实力，不断提升自我，所以还要加大学习的力度、增大开放的程度、扩大交流的广度，其前提就是必须保持文化形态上的多元化特质。我们至少要做到对于外来文化不恐慌不排斥，才能谈得上学习外来文化的先进经验。如果对于外来文化感到非常恐慌，甚至排斥，那么我们就不会很好地去汲取这种或那种文化的精髓。总之，如果某种文化形态对于我国社会的进步和发展有益，那么我们必须尊重这种文化形态，本着存异的原则让这种文化形态能够在社会主义的阳光下生辉。

如果把文化看成是一种思维与行为模式，看成是一种信仰和价值趋向，那么我们可能会对其他文化形态宽容一些，可能会在某种程度上消除我们对于自己文化传统的焦虑，同时也会给我们的思想政治教育带来机遇。正如我们前面所说的，如果吸收和融合的是那些有利于我国经济发展、政治改善的属于西方体制文化层面的成分，这并不会导致我们自己的文化传统中核心价值的改变，而且处理得当的话，反而会加强对核心文化传统的认同、对思想政治教育"主旋律"的认同。一个明显的事实是，极力宣扬中国文化价值的人常常是那些经历了他国文化熏陶的人，在他国文化背景下生活的华人比我们这些生活在国内的人更容易体验到对中国文化的需求。道理很简单，一种文化信念的确立靠与其他文化的对比才更容易。

（二）文化多元化给思想政治教育实践带来的挑战

随着经济全球化浪潮的不断高涨、信息化的不断发展，必然带来国际范围内不同思想文化更加激烈的碰撞。这种不同思想文化的碰撞，虽然给各种异质文化相互学习、相互整合带来契机，使它们在这个过程中丰富和发展了自身，但是这个过程必然带来文化和价值观念领域的巨大冲突和张力。因为在任何文化的交流、碰撞中，总是强势文化掌握着交流的主控权。这种文化交流的一般规律决定了现实文化交流的不平等性，表现出不平等的输出和接受关系。西方发达国家以其强大的经济实力和先进的科学技术为依托，把持着文化交流中的主动权，控制着文化交流中的流向、流量、流速乃至所传递的文化信息的性质。如我国在世界文化产业发展和文化贸易中，同西方发达国家相比处于明显的弱势地位，好莱坞的电影、韩国的电视剧、日本的动漫等成为我国民间文化享用的重要内容，而我国主流的文化作品在国民中尤其是青少年中却少有人问津。在当前世界范围内文化大交汇的总体态势下，我国也客观地处于文化交流的劣势地位。这种劣势地位，使得我们在改革开放、吸收外来文化的过程中，难以避免各种西方文化霸权主义和文化殖民主义的影响。在文化激荡的条件下，如果不警惕这一点，帮助人们树立起中华民族的文化自信心，用社会主义核心价值体系构筑起一道坚固的文化防线，文化多元化很可能带来主流文化边缘化。而如何在文化多元化的前提下，巩固我国主流文化阵地，确保我国的文化安全，引导人们树立对中华民族优秀传统文化和社会主义先进文化的认同感，是时代给思想政治教育实践提出的重要课题。

二、文化多元化对思想政治教育实践提出的新要求

(一) 弘扬"主旋律", 体现主导性

现代思想政治教育是由思想政治教育的主体、客体、环体和介体等要素构成的复杂系统, 抓思想政治教育领域的主要矛盾及矛盾的主要方面, 才能保证思想政治教育的发展始终为人的自由全面发展服务。历史表明, 任何国家和社会的思想政治教育, 无不具有明确的主导性。坚持马克思主义理论为指导的思想政治教育的主导地位, 是现代思想政治教育实践发展的本质要求。

1. 现代思想政治教育实践主导性的含义

思想道德教育主导就是思想道德教育引导、选择的主要方向、内容及重点。主导性思想政治教育是一种坚持重点引导前提下强调主导性与多样性相统一的思想政治教育形态。石思想政治教育主导性应包括两个层面的主导性: 就其本质层面而言, 是指思想政治教育要坚持引导与选择的主要方向、方面和重点的特性, 主要表现为具有主导目标、主导内容与主导方法等; 从其功能方面来讲, 居于主导地位、发挥主导作用的思想政治教育, 表现为个体发展和社会发展的方向保证作用、价值导向作用、目标激励作用等。现代思想政治教育实践的主导性体现在三个方面: 一是用马克思主义指导人们的思想与行为; 二是用社会主义意识形态去主导社会思潮与各种文化; 三是用正确的价值观主导经济与业务工作。增强思想政治教育主导性, 是适应并促进多样化、复杂化、多变性社会的需要, 是衡量发挥思想政治教育生命线、中心环节作用的尺度, 是维护社会主义意识形态安全的思想保证。

2. 现代思想政治教育实践主导性的实现途径

坚持现代思想政治教育实践主导性, 就要突出马克思主义对各种社会思潮的引领作用, 并努力引导人们在多元的价值选择中走向马克思主义。

第一, 坚持马克思主义在意识形态领域的指导地位, 在引导人的精神生活和促进人的全面发展中起主导作用。我国社会意识形态领域多样性相互激荡的事实表明, 封建主义意识形态、资产阶级意识形态残余以及各种哲学思想、宗教思想等非马克思主义的思想体系, 正在以观念、理论等各种方式、渠道在社会中留存、传播, 波及人们的价值取向、信仰信念, 客观地影响与阻碍着人们的全面发展与健康生活, 现代思想政治教育要充分发挥导向作用。

对个体层面的导向表现在: 现代思想政治教育在实践中要通过个体的心灵秩序建构发

挥其导向作用。一是理想信念的导向。理想信念对人们的认识活动和实践活动具有指向性和规定性。人们树立并形成正确的理想信念，主要通过占主导地位的思想政治教育实践来实现，凝聚社会、激发动力、指导行为又要通过理想信念来实现。二是奋斗目标的引领。运用社会发展目标和人的发展目标引导个体的精神生活。三是行为准则的导向。按照一定的法规和准则对人们的行为准则进行导向。为了规范个体的行为，现代思想政治教育实践采取与外在的制度建设相结合的方式，以引导人自觉遵守爱国守法、明礼诚信、团结友善、勤俭自强、敬业奉献的公民道德要求，养成良好的道德品质和文明行为。社会主义核心价值体系理论是社会主义意识形态的本质体现，为人们的思想意识发展指明了方向。

对社会层面的导向表现在：主要是通过良好的社会秩序构建得以体现的。它强调思想政治教育必须服从和服务于社会发展规律的需要。从积极的方面来说，思想政治教育对社会秩序的建构主要是通过人们的共识性来实现的，它包括政治共识性、思想一致性与行为统一性。政治共识性就是要结合社会发展和人们发展的目标、政治原则，使之达成一致，以至消除政治上的分歧与偏向。思想一致性是联系思想和工作实际，在思想方法和思想动机上取得一致，克服思想认识上的偏执性和片面性。行为统一性则是在思想一致、政治共识的前提下，明确人的行为准则，达到使行为符合社会发展的需要。促进在持久和谐的社会秩序形成的基础上，为人的发展及社会发展创设良好的政治思想氛围。

现代思想政治教育实践主导性的发展，必须坚持中国特色社会主义的基本价值取向。中国特色社会主义理论体系是不断发展的开放的理论体系。在当代中国，坚持中国特色社会主义理论体系，就是真正坚持马克思主义。现代思想政治教育实践必须以中国特色社会主义理论体系为指导，坚持不懈地用社会主义核心价值体系武装全党、教育人民。

第二，实现弘扬主旋律和提倡多样化的统一，大力发展先进文化。面对世界范围内各种思想文化思潮相互激荡的局面，现代思想政治教育实践要突出马克思主义对各种社会思潮的引领作用，并努力引导人们在多元的价值选择中走向马克思主义，坚持用社会主义核心价值体系武装全党、教育人民，坚持以中国特色社会主义理论体系为指导。

（二）坚持"主旋律"，提倡多样化

1. 主导性与多样性的辩证关系

主导性与多样性是客观事物发展过程中两个不同的侧面。任何事物的存在都具有主导性，否则该事物就难以以特有的属性而存在，它反映了事物的本质性。多样性是指事物的种类和表现方式的多种多样，它反映的是现象。主导性与多样性的矛盾是思想政治教育发展过程中的基本矛盾。这里的主导性是指在思想政治教育中的主旋律教育，它弘扬的是主

流文化与主流意识形态。思想政治教育的主导性与多样性是辩证统一的。主导性不能离开多样性而存在，主导性存在于多样性之中。思想政治教育的主导性存在于多样性之中，并通过多样性而存在。而多样性也离不开主导性，总是和主导性相联系而存在。多种文化的渗透与激荡推动社会多样化发展，也影响着人们的思想，思想政治教育实践发展中也曾经出现了对主导性和多样性的辩证统一关系认识不清的问题。因此面对复杂的形势，必须坚持思想政治教育多样性与主导性的统一。防止在意识形态领域指导思想的"多元化"倾向，坚持意识形态领域的主导性。在思想政治教育工作的内容和对象上，区分层次，明确要求，做到思想政治教育要求的广泛性与先进性的统一，在弘扬主旋律的同时提倡多样性。

2. 提倡多样化的思想政治教育实践

从辩证唯物主义认识论的角度来看，人们的思想观念是来自社会生活实践的，而实践又是检验人们思想观念是否正确的唯一标准。同样，党的思想政治教育，作为一门治党治国的科学，作为一门有益于提高人们对世界的认识和改造能力的科学，它的形成和发展，也是不能离开党所领导的人民群众进行的革命斗争的实践的。因此，在实施思想教育的过程中必须十分注意同当前的治理整顿、深化改革、维护稳定的实际相结合，同人民群众的历史创造活动相结合，切不可简单、片面或孤立地把这种教育当作一种固定模式的政治说教或能医百病的"灵丹妙药"。必须坚持以实践的检验尺度来评价思想政治教育的效果好坏，在实施教育的过程中准确地把握其实践性的特点，不断明确其教育任务、目标和目的，充实和完善其教育内容和方式方法等，从而使其更加具有时代性、实用性和针对性，更能有效地推进社会主义现代化建设事业。

党的系列思想政治教育实践表明，我们必须以"三贴近"为抓手改进和加强宣传思想工作，"三贴近"即贴近实际、贴近生活、贴近群众。因为"'三贴近'原则是实现思想政治教育与社会实际、个体需求相契合，凸显思想政治教育价值关怀的重要纬度"。

同时，围绕"主旋律"，开展多样化的系列群众性的思想政治教育实践活动。正是这些贴近老百姓日常生活实际的教育内容的导入推动着中国化马克思主义的大众化、本土化不断向前发展，也昭示着马克思主义理论蓬勃向上的持久生命力。热爱祖国并立志献身于祖国和中华民族伟大事业是每个公民应有的基本政治素质和道德情操，加强对人民群众的思想政治教育必须以社会主义"主旋律"为着力点，切实弘扬思想政治教育社会主义"主旋律"的主导性，提倡思想政治教育实践的多样性。

第四节　生态文明化与思想政治教育实践性

一、思想政治教育实践视阈下的生态文明要求

（一）生态文明的产生及其内涵

1. 生态文明的产生

人类文明发展到现代，经历了渔猎文明、农业文明、工业文明三个文明形态。工业文明时代，人类已经可以利用科学技术的进步向大自然索取资源，却又由于过度地开发和破坏自然环境而遭到其报复。在这历史条件下，人类文明的又一形式——生态文明应运而生。由此可见，生态文明的产生基于人类对于长期以来主导人类社会的物质文明的反思——自然资源的有限决定了人类实际占有物质的有限，人类必须把追求精神生活当成一项重要的目标，这样，才能追求精神生活的丰富，才有可能实现人的全面发展。

2. 生态文明的内涵

其出发点是尊重自然，维护人类赖以生存发展的生态平衡；其实现途径是通过科技创新和制度创新，建立可持续的生产方式和消费方式；其最终目标是建立人与人、人与自然、人与社会的和谐共生秩序。

从狭义上看，生态文明是人类在处理与自然的关系时所达到的文明程度，是与物质文明、精神文明、政治文明相并列的社会重要领域的文明。当前，在我国社会主义建设的总体进程中，物质文明建设着力缓解与大自然的冲突，逐步探求与生态环境和谐相处的生产、生活及消费方式；精神文明建设更倡导对自然的尊重、更关注于构建关乎人类全面发展的文化与氛围，降低人的物欲享受；政治文明建设更讲求人类利益与需求的多元化，关注代内及代际公平，避免因分配、争斗而导致破坏生态。

（二）生态文明的本质

对于生态文明的本质，需要从经济、政治、历史、道德、文化、自然、法律等多重角度去看待。但究其根本，是哲学问题，需要从世界观的高度去认识和理解。

1. 人与自然的主客体关系

在生态伦理学的视阈中，人类可能是价值主体，可能是价值客体，可能既不是价值主体又不是价值客体，或者作为价值主体的不一定是人类。这主要包括两个层面：第一，人

类是大自然的产物，应该在遵从大自然的一切法则下活动。自然界作为价值主体，其稳定、有序和进化创造了各种自然物，各种自然物的价值通过对于自然界的作用及意义得以体现。第二，人类作为价值主体，整体自然界或各种自然物作为价值客体都对人类生存与发展有着重要意义。

2. 人类与生态环境的和谐共融关系

人与自然相和谐是生态文明的本质之一。宇宙观视角下，生态环境伴随着人类对宇宙认识的无限拓展而日益凸显其无限性；同时，生态环境中的各个物种也同时呈现出其作为客观存在的有限性。人类与生态环境是不可分割的有机整体，与生态环境和谐相处、协调发展是人类文明的题中应有之义。人类的生存和发展使生态环境的未知领域不断被打开，同时生态文明的进步也影响着生态环境的结构、功能和演化。

3. 人类与生态环境的共同可持续

资本的运营和扩张极大地促进了生产力，促进了财富的积累和社会的进步，短期内满足了人类的需求，但无论在动力上还是在运行机制上都是一个生态环境遭到破坏的过程。生态文明从根本上致力于构造一个以环境资源承载力为基础、以自然规律为准则、以可持续社会经济文化政策为手段的环境友好型社会。

4. 生态文明是人类所追求的不断向前发展的文明形态

传统工业文明导致人与自然关系的对立，而生态文明旨在放弃工业文明形成的注重功利与物欲的享乐思想，力求避免生态与人类两败俱伤，在继承和发展人类现有成果的基础上，重构人与自然的自觉的、长期的、更高水平的和谐。生态文明也主张改造自然并发展物质生产力，以提高物质生活水平；但是它与传统工业明显不同在于，生态文明更强调对生态环境的尊重和保护，倡导人类理性改造自然，倡导人类对自然的人文关怀。这一文明经过理想和构思阶段，现部分成为现实，得到大多数社会公众的支持。这种文明是人类走出生态困境、摆脱生态危机，自觉调试人与自然关系的一个新时代、一种新境界。

（三）思想政治教育实践性视阈下的生态文明要求

1. 生态文明的自然性要求人类讲求自我约束

建设生态文明，不可避免地受宇宙活动、地球活动和生态系统变迁这三大因素影响。因此，生态文明具有自然性。这一属性使生态文明更讲求对自然生态的尊重和保护，更讲求在对自然进行改造的同时，以文明的方式对待生态。新时期，生态文明要求人类更全面地了解自然、把握自然规律，同时不断改正错误的行为方式、和谐处理与自然环境的关系。人类要客观合理地找准在自然界中的定位，时刻注重人与生态环境相互依存、促进和共生共融。生态危机的化解，其根本是人类不断检视自身的行为、实现自律。这也正是思想政治教育实践化的主旨之一。通过这一过程，人类才能认识到，人并非单纯地主宰或受制于自然界，而是必须尊重、爱护自然环境，遵循生态客观发展规律。

2. 生态文明的和谐性要求人类必须关注公平

生态文明的本质是人类保护与恢复自然和改造与变革自然的协调统一，是实现自然生态平衡与社会和谐目标的协调统一，是人与自然、人与人、人与社会和谐共生的文化伦理形态，更广阔的意义上要求人类遵循人、自然、社会和谐发展。生态文明要求人类必须关注公平与效率统一、关注代内与代际的公平统一以及社会与生态的公平统一。

3. 生态文明的基础性要求人类关注可持续发展

生态文明作为人类赖以生存发展的基础，直接关系到广大人民的根本利益，并成为我国社会主义文明体系的基础和广大人民享受幸福的基本条件。这一基础性，要求人类在生态文明建设的过程中，要坚持可持续发展的价值观和方法论，关注自然环境与生产力发展相适应，确保经济建设与自然资源、生态环境共同协调发展和可持续发展。人类若要达到环境、经济、生活、环境的共赢，关键在于充分发挥人的主动性——必须坚持实用节约的原则，时刻注重人的代际公平，适度消费，满足基本生活的物质需要，并充分注重精神和文化的享受。也只有这样，才能保证人与生态环境的共同可持续。生态文明是保障发展可持续性的关键，没有可持续的生态环境就没有可持续发展，保护生态就是保护可持续发展能力，改善生态就是提高可持续发展能力。只有坚持搞好生态文明建设，才能有效应对全球化带来的新挑战，实现经济社会的可持续发展。

4. 生态文明的整体性要求人类关注全球化与物种的多样化

生态文明具有整体性。从这一观点看，自然界是一个有机联系的整体，自然各部分之间的联系是有机的、内在的、动态发展的。人对自然的探求并非完全客观而又绝对准确，因此，生态文明时代，人类在自然面前将保持一种理智的谦卑态度。人类必须摒弃"人类主宰一切"的愚昧观点，力求与自然和谐相处，把科学技术及人的能动性看作是实现人与自然和谐的手段与工具。生态文明时代，生态问题是全球性的，生态文明要求现代人必须具有全球眼光，从整体的角度来考虑诸如保护大气层、海洋、生物，稳定气候，防止毁灭性战争和环境污染等一系列全球性问题。同时，生态文明时代，人的价值只是自然价值的延伸和升华。作为自然的一部分，人类的内在价值是有限的。人与自然界的其他存在物都是一个巨大的存在之链上的环节。因此，人类应珍惜并努力维护生物的多样性和价值的多样性，始终以一种宽阔的胸怀关怀自然界中的万事万物，切忌为了眼前的、局部的利益而牺牲自然界本身的丰富性和多样性。

5. 生态文明的伦理性要求人类关注生态文化

生态文明是生态危机催生的人类文明发展史上更进步、更高级的文化伦理形态。历数中国的文化伦理渊源，我们不难发现，中国传统文化中的天人合一思想和生态伦理智慧，为当代生态文明提供了坚实的哲学基础和思想源泉。生态文明使人类和地球上的其他生物种类一样，都成为自然生态系统的要素；人与自然同样可以成为主体；人与自然同样具有价值；人与自然同样具有主动性；包括人在内的所有生物都要依靠自然。人类要尊重所有生命和整个自然界，对其给予道德关注，并勇于承担对其他物种和自然的道德义务。这就是生态文明的伦理性。这一伦理性要求人类必须将道德义务扩展到整个自然共同体之中，只有这样才能实现人类道德的全面发展。

这一伦理性同时要求人类必须关注生态文化，即人类从事的文化活动都要具有生态意义，如提出的思想、方法、组织、规划等意识和行为都要尊重生态环境的需要；同时要注重加强生态文化理论研究，大力推进生态文化建设，大力弘扬人与自然和谐相处的价值观，形成尊重自然、热爱自然、善待自然的良好文化氛围，建立有利于环境保护、生态发展的文化体系，充分发挥文化对人们潜移默化的影响作用。

二、思想政治教育实践的生态价值及其实现

（一）思想政治教育实践的生态价值

价值，可理解为作为客体的思想政治教育活动对作为主体的人的思想品德形成与发展需要的效用，即客体对主体的有用性。其实质就是一种需要与满足的关系。思想政治教育实践的价值可从不同角度划分，与不同的社会现象相结合。例如，思想政治教育实践与政治、经济、文化、生态等社会活动相结合，都可以分别体现出其政治价值、经济价值、文化价值和生态价值。生态价值是思想政治教育实践的一种新的价值形态，随着生态文明时代的开启，日益得到广大从事思想政治教育研究的专家学者的重视和关注。

提及思想政治教育实践的生态价值，不得不提及思想政治教育本身的生态价值。因此，思想政治教育实践正是通过改变人的思想和行为这一实践过程，调节人与生态的关系而体现出对于生态的意义关系。首先，思想政治教育实践的生态价值主体是人，而不是生态，要想更好地发挥思想政治教育的作用，前提必须注重主体思想境界的提高。其次，思想政治教育实践的生态价值是通过思想政治教育实践活动创造的，实现于受教育者的思想和行为的保持和提高过程中，体现了思想政治教育的生态价值的实践性。思想政治教育实践内化为教育对象稳定的心理认知结构，外化为一种现实的自觉行为，才能称得上其价值

的真正实现。再次，思想政治教育实践的生态价值，强调人的生态活动对于人类这一主体有意义关系。现实中，思想政治教育实践生态价值的突出表现，是引导教育对象稳定的心理认知结构外化为具体行为，改善生态环境，符合生态文明社会发展要求，达到人与自然的和谐共生。第四、生态的价值不是人类所赋予的，思想政治教育实践的生态价值可理解为生态对于思想政治教育实践主体有意义关系。当生态的价值为负价值时，这就要求思想政治教育实践发挥积极作用以改变现状，使其生态价值作用显现；当思想政治教育实践的价值为正值时，以其是否能充分满足人的生态需要为量度，明确思想政治教育实践在生态环境下发挥作用的空间。因而，只有完整、准确地理解和把握思想政治教育实践的生态价值内涵，才能在生态文明这一大环境和大背景下发挥巨大作用，真正促进生态环境的改善。

（二）思想政治教育实践的生态价值为生态文明的实现提供可能和有利条件

1. 思想政治教育实践的生态价值为生态文明理念的树立提供了可能

思想政治教育实践有助于人类形成科学的生态意识与自然观，实现人类生态环保意识的科学培养。正如恩格斯所说："我们不要过分陶醉于我们人类对自然界的胜利。对于每一次这样的胜利，自然界都对我们进行报复。每一次胜利，起初确实取得了我们预期的结果，倒是往后和再往后却发生了完全不同的、出乎预料的影响，常常把最初的结果又消除了。"众所周知，科技革命是一把双刃剑，面对伴随这一革命所产生的人类生存危机，思想政治教育者将生态文明理念纳入其教育价值范畴，通过一系列生态环境科学知识教育实践，修正了多年来人们头脑中对人与自然关系根深蒂固的"人类中心主义"误读，扶正了人在自然界中的位置，树立了科学生态文明观，唤醒了人们对自然环境的忧患与关爱意识，增强了人们对生态环境的了解与认知，引导更广大人民自觉保护自然生态、维护生态系统平衡并养成良好的生态道德文明习惯。

倡导和实现生态文明理念，实际上是鼓励人们践行节约能源、践行减少污染、减少排放的生产与生活方式，降低对地球的污染，并保有可持续发展理念。基于此，思想政治教育实践力求促动人们树立生态文明理念，树立保护环境的责任感和使命感。而这种责任感和使命感作为一种内驱力，在推动人类自觉建设生态文明的同时，极大地促进了人们对待自然环境的态度由盲目自信到理性回归。因此说，思想政治教育实践性的生态价值为生态文明社会理念的树立提供了可能。这一点至关重要。

2. 思想政治教育实践的生态价值为生态文明状况下的合理生活方式确立提供了可能

思想政治教育实践的生态价值，就是从生态学的视角科学研究思想政治教育实践活动，培养人的生态意识和责任，合理开展生态道德教育。生态道德教育是生态文明时代思想政治教育的重要实践环节之一，推进生态道德建设已经成为开创思想政治教育实践生态价值的重要手段和条件。通过开展生态道德教育实践活动，促进了人们对生态环境危机的科学认知，提高了人们生态道德情感培养的使命感，并使节能减排、低碳环保等良好生活习惯付诸实践。

一方面，通过开展生态道德和责任教育，为生态文明背景下人类科学化生活方式的实现提供了思想道德基础。开展这一教育已成为培养人们自觉保护生态环境、维护生态平衡、养成合理利用自然资源的科学道德观念的基本方法和必需路径。通过开展这一教育，更加明确了人是自然生态系统中的一部分，而不是不计后果一味地去幻想驾驭和贪婪无度地向自然索取，从而引导人们清醒认识人类面临的生存危机，为人们实现科学化生活方式提供思想道德前提。

另一方面，生态道德教育实践活动为建设生态生活社会提供了重要保障。这一实践活动时刻坚持生态学原理和生态环境的整体性规律，时刻坚持人与自然协调发展这一价值导向，时刻坚持人的适度消费需求这一根本动力。同时这一实践活动作为开发思想政治教育实践性生态价值的根本方式和必需路径，可促进人们更加具体和直观地了解新文明理念下的生态社会愿景与蓝图，并积极为生态生活社会的尽早实现提供可能。

3. 思想政治教育实践生态价值的实现路径

思想政治教育实践的生态价值从根本上体现了思想政治教育实践对于生态文明的意义关系。因此，这一价值的实现关键在于人的生态意识、生态情感、生态信念等方面，也就是在思想政治教育实践活动中构建思想政治教育主体的生态道德，形成相对稳定的主体生态认知结构，培养其良好的生态行为，才能真正实现思想政治教育实践性生态价值功能。

（1）增强人们的生态责任感和使命感

我国生态哲学家余谋昌认为，生态意识是"反映人与自然和谐发展的一种新的价值观"。生态意识坚持以科学的生态价值观为指导，其核心就是力求促成人们对生态环境的科学认知，实现人与生态环境和谐发展。培养和树立生态责任感和使命感是实现人与生态环境和谐发展的前提，也是构建思想政治教育实践生态价值体系的根本途径。

在自然资源逐渐枯竭和生态环境恶化已经威胁到人类生存的当下，加强生态意识和责任教育已经迫在眉睫。思想政治教育实践帮助人们树立生态责任感，培养人们良好生态意识的养成，是社会文明与进步的重要反映，同时关乎人与生态环境的和谐相处。而良好的生态意识，必须通过思想政治教育实践才可能树立。因此，培养人们的生态责任感和使命感是思想政治教育实践中首要的问题。

（2）培养人们良好的生态情感

生态情感实质是人类对自然环境的喜好与憎恶的态度和感受。人们对生态环境具有热爱之情，就可能激发出合乎生态道德行为的动力；具有憎恶之情，就可能产生破坏行为。从另一角度看，良好生态环境有利于人们愉悦心情的产生，进而催人向上、陶冶情操、净化心灵，促进保护生态行为习惯的养成。因此，良好生态情感的培养，是实现人与自然和谐发展的内在源动力。

思想政治教育实践在培养人们良好的生态情感过程中，注重把握人们对生态环境的情感体验，从而激发人们对生态环境的热爱与良知。这一教育实践通过培养人们崇尚自然、回归自然的思想道德境界，进而使人振奋精神、陶冶情操，增强对生态环境的尊重与爱惜。此外，这一教育实践通过培养生态情感，进而引导人们领会自然界整体及其他生物存在的合理性，关注人类同动物、植物在生态系统中都能享有的公平及在地球上生存的权利。

（3）坚定人们可持续发展的生态信念

可持续发展的生态信念就是增强人们的科学生态信心，并使之升华到人生观和价值观的层面。这一信念是调节个体生态行为方式趋于良性发展并坚持长久的精神动力，也是实现人与生态环境和谐、可持续发展的重要保证。坚定人们可持续发展的生态信念，就要培养人们强烈的生态忧患意识。思想政治教育实践通过帮助人们探求生态危机的根源和生态问题的真实，开展正面积极的教育活动，整理各类生态问题的客观数据和情况并翔实展示给广大人民，促进人们对生态环境的理性认知，引导人们更多关注集体、国家、社会甚至全球的生存和可持续发展，从而实现其生态价值。

现代社会产生生态危机主要是人为原因造成的，因而生态保护人人有责。我们应该早日树立生态责任感和使命感，保有强烈的生态信念，力求使我们共同拥有的地球和宇宙环境少受污染和破坏，坚持代内与代际公平，坚持所有生物物种的生存公平，真正关心他人和其他生命，坚决停止并有力制止违背生态道德文明的破坏和侵犯行为。

（4）培养人们科学的生态行为习惯

生态行为是人们在生态文明道德规范下对生态环境做出的行动和反应。科学的生态行为习惯以科学的生态意识为前提，以良好的生态情感为动力，以可持续的生态信念为支点，并始终坚持合理的生态道德。这一行为习惯的养成关键在于最大限度发挥人的生态主体性，并以实现人与自然和谐共生发展为重要目的。正确的生态意识是人们良好生态行为习惯养成的基础条件，生态情感进一步强化了人们的生态意识，生态信念进一步支撑人们的生态行为；反之，良好的生态行为习惯，对生态意识和生态情感的培养、对生态信念的树立也起着重要的积极作用并构成一个良性循环。

  总之，思想政治教育实践面对生态危机的出现，面对自身发展亟待解决的新问题，必须冲破原有价值理念局限，认真审视其生态价值并力求拓展。可以说，生态文明赋予了思想政治教育价值实践的重大发展机遇；同时，思想政治教育实践的生态价值功能又能为生态文明建设提供理论依据和具体路径。从人们的生态意识、情感、信念和行为等角度积极建构思想政治教育实践性生态价值的实现路径，必将推动人类社会的进步，实现生态环境的可持续发展，最终推动整个人类的生态文明不断向前发展。

第三章　现代思想政治工作为医院发展保驾护航

第一节　现代医院思想政治工作的重要性

一、加强思想政治工作是坚持医院全心全意为人民服务的根本保障

医院是公益性的福利事业，但是也要发展。要发展、要生存，没有坚实的经济基础是不行的，但更重要的是全心全意为人民服务的理念。医院在深化改革和生产经营活动中，会遇到各种干扰，特别是医患关系、医疗纠纷，在当前国际风云变幻，经济建设不断深入，面临重重困难的新形势下，尤其需要加强思想政治工作，以保证医药卫生事业坚持为人民健康服务的宗旨，以保障人民健康为中心，以人人享有基本医疗卫生服务为根本出发点和落脚点，遵循公益性的原则。社会主义经济建设的经验教训告诉我们，决不能单纯地就经济抓经济，而必须坚持思想政治工作的统帅作用，从思想政治路线上为经济建设开拓前进的道路。

当前，我国正处在一个经济体制、社会结构深刻变动的时代，人们不仅会受到国内旧的传统势力和观念的束缚，有时还受着国际上资本主义的干扰和各种资产阶级思想与生活方式的侵袭。这种新与旧、"社"与"资"的摩擦与斗争，以及社会的加速转型对社会结构、思想观念、组织模式、资源配置、组织功能等方方面面都产生了重大影响。在这种形势下，医院的健康发展，不仅包含经营管理和经济效益等物质文明内容，更体现在思想政治工作、文化建设和职工队伍建设等精神文明方面。在新的历史条件下，进一步加强医院思想政治工作，构建和谐的医患关系，以适应医院顺利改革和健康发展的需要，必须始终注意解决好方向问题，也就是必须充分发挥思想政治工作的导向作用，使广大职工把思想和行动统一到医院建设上来，坚持全心全意为患者服务的宗旨。

二、思想政治工作是经济工作和其他一切工作的生命线

思想政治工作是研究人的思想及思想活动规律，提高人们认识世界和改造世界能力的

一门科学，思想政治工作是经济工作和其他一切工作的生命线。思想政治工作是协调人际关系，保持医疗队伍稳定，促进医院发展，实现社会和谐的一个重要手段和必要条件，是形成医院凝聚力、向心力的有效措施，是实现各项任务目标的中心环节。思想政治工作是用先进、科学的世界观和方法论来进行思想引导进而教育人、启发人，解决人的立场和思想问题，不断提高认知和创新能力，激发工作激情和个人潜能的一项重要工作。思想政治工作开展得深入与否，直接关系到医院工作氛围的好坏，关系到医疗队伍素质的提升与否。因此，管理者要高度重视和大力支持医院思想政治工作，使医院的思想政治工作能紧紧围绕党政工作中心，能在服务大局与服务医院职工的有机结合中促进医院建设又好又快发展。

医院的经营发展离不开思想政治工作的开展，行之有效的思想政治工作不仅能为医院的经营发展"助力"，更能为其"保驾护航"。充分发挥思想政治工作的主动性、能动性可以更好地促进经济的发展和社会的进步，我们有些同志对思想政治工作的重要性认识不到位，或者说起来重要、做起来摇摆不定等，片面地认为搞活经济建设是"实的"，成绩立竿见影，思想政治工作是"空的"，看不出有什么显著的成绩，在具体工作中，往往忽视了思想政治工作，结果员工"私心泛滥"，人心不能凝聚，心劲不往一处使，经济搞不上去。历史经验教训告诉我们，思想政治工作虽然不是万能的，但不开展思想政治工作是万万不行的；思想政治不能代替经济，但脱离思想政治的经济是不可能发展和提高的。

要把经营管理的热点、难点作为思想政治工作的着眼点、着力点，以管理工作带动思想政治工作，以思想政治工作促进管理工作。这既是思想政治工作发挥作用的平台，又是思想政治工作与经营的最佳结合点，有利于思想政治工作更好地为医院经营发展服务。医院发展要把经济建设、管理和思想政治工作有机结合起来，把思想政治工作和经济工作揉到一块来做，切实做到两手抓、两手都要硬。思想政治工作与管理工作的结合，并不是前者作为后者的附庸。相反，思想政治工作能促进管理工作更到位，能使管理和决策更趋缜密和完善。

三、做好思想政治工作为医院发展创造良好环境

医院的发展离不开思想政治工作，因为需要调动员工工作的积极性、凝聚员工力量就得统一员工的思想。一个人心涣散的团队、一家思想涣散的医院，若说经营有序、发展迅速也是没有人相信的。保证医院健康发展，是医院必须牢牢把握、毫不动摇的政治方向，需要适时地开展形势任务教育，把医院所面临的形势任务向干部职工讲清楚、讲明白，积极引导干部职工增强危机感、紧迫感、责任感和使命感。在坚持以经济建设为中心的新形

势下做好思想政治工作能够为医院现代化建设和快速发展提供强有力的思想保障和精神力量。

随着改革开放的日益深入，人们的思想观念在不断发生新的变化，对物质文化生活不断提出新的需求，一些新情况、新问题和新矛盾也在不断涌现，各种矛盾相互交织，各种利益相互调整，不利于医院的持续健康发展。特别是受一些不良思想的影响，使个别医护人员一味追求经济利益，有的只在乎自己的得失，把抱怨的情绪带到工作中来，消极怠工，影响了正常的工作；有的利用职务之便做自己的事情，索礼吃请，收受红包，医疗卫生行业不正之风悄然增长，严重影响了医务工作者的形象，使医院的声誉遭受侵害。这种不正之风虽然仅发生在少数人身上，但很容易在职工中蔓延，其影响力和破坏力极大，给医院思想政治工作的有效开展带来极大的困难。这就要求医院管理者在日常管理工作中，要把职工的思想政治工作作为一项重要工作来抓。要把思想政治工作做成"杀毒剂"，把各种思想上的不正之风扼杀在萌芽中，更要把思想政治工作做成"空气清新剂"，为医院发展营造一个良好的环境氛围。

四、加强思想政治工作是推动医院健康发展的精神动力

思想政治工作就是群众工作，是教育职工、提高素质、凝聚人心、保证发展的人心工程。职工是创造医院价值的主力军，医院的发展壮大是医护人员劳动成果的显现，一个医院能否得到更快发展，最终取决于职工的劳动积极性是否得到充分发挥，在制约和影响生产力的诸多要素中，人的因素起着主导作用。要提高医院医护人员的思想觉悟，调动他们的积极性、主动性和创造性，光靠物质利益的激励是不够的，因为人们的思想是丰富多彩和不断变化着的。医院要发展壮大必须做好医护人员的思想政治工作，帮助他们树立正确的人生观、价值观。用马克思主义的世界观和方法论去教育人、引导人、启发人，不断提高人们的思想觉悟，使广大医护人员认识到自己的主人翁地位和肩负的历史使命，树立爱国主义和团队意识，产生高度的政治热情和主人翁责任感，正确对待国家、集体、个人三者利益关系，增添强大的精神动力；从而使蕴藏在每个医护人员身体中的巨大精神能量充分释放出来，转化为推动医院健康发展的精神动力。

在医院管理体系中，精神文明和物质文明是同等重要的，经济发展和思想政治工作，是相互作用、不可或缺的两个重要方面，是精神文明和物质文明的重要体现。医院的发展离不开思想政治工作，思想政治工作的有效开展为医院的发展"保驾护航"，提供着强大的精神动力；离开了思想政治工作，医院建设就失去了"引航灯"，成了"空中楼阁"。从本质上讲，如同科学技术是第一生产力一样，精神动力也能转化为生产力，因此思想政

治工作也是生产力，生产力就是生产资料、生产工具和劳动者的结合。强大的精神动力为医院不断壮大、健康发展，源源不断地注入"营养液"。加强医院思想政治工作，是医院发展必不可少的一项重要工作。

五、思想政治工作在构建和谐医院中发挥积极作用

实践告诉我们，思想政治工作的度什么时候把握不好，什么时候就要出问题。因此，加强医院思想政治工作是构建和谐医院的需要。一个国家或企业单位，无论它的规模大小、实力强弱，都应按照自己的性质，行业的具体要求、规则等做实事求是的符合自己特征的思想政治工作；有自己的个性，不能模仿和照搬别人的工作作风，脱离实际，否则只能是昙花一现，不能立足长久发展。有些企业一味注重运用经济调节手段调动职工的积极性，尽管在一段时期内产生了一些效果，但从总体上看，引发了职工一切向"钱"看的思想，不少单位出现了"有钱干，无钱算"的现象，不仅没有从根本上调动起职工的积极性，而且职工的整体素质没有提高，给企业和社会造成了很大困难。事实说明，离开了思想政治工作，仅靠经济手段调动职工积极性是不够的，也不会持久，而且会带来消极后果。要从根本上调动职工的积极性，必须坚持经济手段、行政手段与思想政治工作的有效结合。在医院发展建设中，要充分发挥思想政治工作的优势，通过有效的思想政治工作，充分调动医务人员的工作积极性，提高员工的综合素质，提高医院管理和医院建设中的战斗力、凝聚力、向心力，在医院改革、医院发展中化解各类纠纷、矛盾以及缓解医患紧张关系中发挥积极作用。

医院发展过程离不开思想政治工作，若思想政治工作做得好，对员工的"形势、目标、责任"指引得好，能让员工认清医院发展的内外形势，树立正确的工作意识与态度，上下价值观认同一致，便能齐心协力，在构建和谐医院中发挥积极作用。在新的历史时期，要充分发挥思想政治建设工作的重要性，还必须不断推进思想政治工作的创新作用，要坚持实事求是、解放思想、更新观念，坚持以人为本，把培养人、造就人、激发人、成就人，作为思想政治工作的基本定位。同时在具体工作中要见人、见物，说做并举，进一步完善运行机制、激励机制、考核机制，切切实实把思想政治工作的重要性展现出来，促进医院和谐、稳定、健康发展。

六、加强思想政治工作是协调和解决医院内部各种关系和矛盾的基本方法

有人说，小企业做效益，中企业做品牌，大企业做文化。这句话是有道理的，小企业刚创建，由于职工少，容易管理，效益也就相对较好。但随着企业发展到一定的规模，人

员结构呈多元化，组织机构日益壮大，管理的层次也越来越复杂。人们生活在社会群体之中，其社会地位、实践经验、知识水平和认识能力各有不同，兴趣、爱好等存在着差异，因此在群体与群体、个体与群体以及人与人之间存在着大量矛盾。比如体力劳动和脑力劳动的差别，这种矛盾如果解决不好，就会在一些人身上产生逆反心理和对立情绪。就医院而言，这些问题如果解决不好，就会对医院经营发展形成影响和损害。妥善解决各种矛盾的方法，既有经济的，也有思想政治的。无论是经济的还是政治的，都应当用政治的眼光来看待。因为政治是经济的集中表现，精神是物质客观存在的综合反映。医院要想保持快速发展，就必须做好职工的思想政治工作，使不同层次的职工都能保持思想统一、稳定，心往一处想，劲往一处使。只有这样，医院才能真正保持长盛不衰。

七、调动职工的积极性必须依靠思想政治工作

人的行动是由思想决定的，只有人们的思想觉悟提高了，主动性充分调动起来了，才能自觉地提高业务能力和管理水平，才能积极学习文化知识和科学技术，医护人员才能全心全意为患者服务。在医院建设发展过程中，充分发挥思想政治工作的主动性、能动性可以更好地促进医院的发展和进步。工作中能否将每位员工的才能更大地激发出来靠的就是思想政治工作是否能够做到位。也就是说，是主动工作还是被动工作是有区别的，可见，思想政治工作并不是"空的"、没有实际意义的，思想政治工作可以转化为"生产力"，可以激发人的责任感和创造力。做好思想政治工作，关键是要增强工作的预见性，摸清职工的困惑点；要增强工作的渗透性，激发职工的兴奋点；要增强工作的针对性，化解职工的忧虑点。要坚持以人为本，真正摸清干部职工的所思所想，解决好职工的各种思想问题，保证职工队伍的思想稳定和积极奋进。

医院思想政治工作要围绕"救死扶伤"这个中心，以理想信念为核心，对医院广大医护人员进行思想道德教育、科学文化教育、政策法制教育。思想政治工作是一门科学，它不是单纯地说教，特别是在医院人事、分配制度改革中，思想政治工作肩负着重要使命，医院的政工干部要紧紧围绕当前医院改革和发展大局，通过有效的思想政治工作把全院干部职工的工作热情和改革创新能力充分发挥出来，促进医院健康稳定发展。

八、思想政治工作是领导班子建设的核心和灵魂

在新的形势下，加强思想政治工作才能增强领导班子和队伍的凝聚力，才能确保医院健康稳定地发展。从工作内容上讲，思想政治建设的重点是要抓好领导班子思想政治建

设，提高执政能力和医院医疗水平，要培养一支合格的政工队伍。在医院建设中，加强全体员工的思想政治工作，是摆在政工干部面前的重要任务，是保证医疗事业健康发展、医院管理目标全面实现，促进医院两个文明建设的基础。因此，要切实把领导班子建设重点转到思想政治建设上来，践行以人为本的科学发展观，从思想政治工作的基本原则出发，尊重人，关心人，教育人，激励人。领导干部要加强思想政治工作，及时引导全体员工树立正确的思想信念，树立正确的人生观、价值观，以服务人民、奉献社会为目的，塑造高素质的卫生队伍形象。

思想政治工作发挥作用，核心是领导干部的模范带头作用。所谓模范带头作用，就是旗帜的作用、标杆的作用、示范的作用。这就要求培养一支具有创造力、凝聚力和战斗力的领导队伍，并把先进性落实在工作岗位上，培养出素质高、责任心强、业务过硬的"统帅"群体。在思想政治建设方面，领导干部要率先垂范，要从自身做起，树立表率意识，坚持以身作则、言传身教，自觉成为思想政治工作的积极拥护者，并找到理论与实践的结合点，认清医院面临的形势和发展趋势；领导干部要率先认真贯彻思想政治工作的路线、方针、政策，大力加强思想政治工作队伍建设，切实把思想政治工作抓好、抓实。因此，做好医院的思想政治工作，把握实际工作中出现的各种新现象、新问题的本质，从意识形态上统一全体员工的认识，培养一支勤政廉政的领导班子和吃苦耐劳的党员、员工队伍，是医院建设的核心和"灵魂工程"。

总之，做好思想政治工作是提高医院管理、医院建设中战斗力、凝聚力、向心力的有效途径，也是医院改革、医院发展中化解各类纠纷、矛盾的催化剂。随着社会主义市场经济的发展，卫生事业与医疗体制改革的不断推进，各种矛盾相互交织，各种利益相互调整，各种新情况、新问题、新思潮不断涌现。这就要求医院管理者，必须高度重视医院思想政治工作，把加强思想政治工作作为一项重要工作来抓，使思想政治工作在医院建设中真正发挥"统帅"和"灵魂"的作用。抓思想政治工作的重中之重是思想政治工作必须真正落地生根，否则，只是一句空话，起不到任何作用。要让新时期医院思想政治工作落地生根，唯一的方法就是做思想工作。把管理和思想工作融为一体，通过思想工作提高医务人员的积极性与思想觉悟，从而充分调动广大医务人员的工作积极性和主动性，增强医院的凝聚力和向心力，树立良好的信誉与口碑，确保医院可持续性健康发展，不断满足人们日益增长的医疗保健需求，充分发挥思想政治工作在医院和谐发展中的作用，使其为医院发展壮大指引方向、保驾护航。

第二节　现代思想政治工作与医院经济建设的关系

一、思想政治工作与医院经济建设相辅相成

医院的发展包括物质文明和精神文明两个方面的内容，经济效益即是物质文明建设，思想政治工作即是精神文明建设，精神文明和物质文明相互作用、缺一不可。医院思想政治工作的开展为医院经营管理、经济建设提供了强有力的思想保障，同时，医院经济效益的提高又为思想政治工作的开展奠定了物质基础。和谐发展是医院建设的第一要务，思想政治工作说到底是为这个第一要务服务的。加强思想政治工作，就是要发挥它的灵魂作用，带领和鼓舞广大员工与时俱进、开拓进取。思想政治工作的任务，一是保证党的路线方针政策的贯彻执行，二是保证各项具体工作的完成。实践证明，思想政治工作只有结合与渗透到医院建设的具体工作中，形成一个有机的整体，才能充分发挥其"服务和保证"作用。

二、医院思想政治工作要以健康发展为中心

医院思想政治工作要围绕健康发展这个中心工作来开展，为经营管理保驾护航。如果脱离了这个中心工作，思想政治工作也就成了无本之木、无源之水。医院的思想和政治工作要深入贯彻科学发展观，坚持以人为本，保证医院医疗事业全面协调发展，全面推进医院各级党员干部的健康发展，增强广大医务人员的凝聚力和综合竞争力。要针对医务人员在工作中的思想实际，有的放矢地加以解决，使企业思想政治工作实实在在地渗透到经营管理的各个环节之中，发挥保障作用，变虚为实，变软为硬，变无利为有利。

三、思想政治工作要充分发挥"生命线"作用

思想政治工作是一项至关重要的工作，它是用科学的世界观、方法论教育人、启发人，解决人的立场和思想问题，使人们从各种谬误和偏见中解放出来，不断提高认识和改造世界的能力。同时思想政治工作也是医院经营管理、经济建设等一切工作的生命线。随着社会经济的快速发展，医院也随之在安全建设、优质服务、社会履责方面面临更多的压力，这也给思想政治工作者提出了更大的挑战。做好医院思想政治工作是确保医疗事业持续、健康、快速发展的有力保障。医院管理者和思想政治工作者要认识到思想政治工作在医院经营管理各方面的重要性，并将思想政治工作与医院经营管理结合起来。医院思想政治工作，要在分析和了解医院医务人员思想情况和医院外部环境的基础上制定不同的教育

方式，开展丰富多彩的活动，统一医院上下级的政治思想，充分发挥"生命线"的作用，从而确保医院建设健康、平稳、持续发展。

四、转变观念、更新思想，坚持发展是硬道理

医院思想政治工作要坚持党的思想领导，坚持以马克思列宁主义、毛泽东思想、邓小平理论以及"三个代表"重要思想、科学发展观、习近平新时代中国特色社会主义思想武装广大党员干部和职工群众的思想，这是加强和改进医院思想政治工作的根本。同时，发展是硬道理，观念要转变，思想要更新。过去卫生部门是执行计划经济，分配实际平均主义，存在着严重的"等、靠、要"思想，在当今市场经济时代，竞争对手林立，要树立爱岗敬业的思想，积极开展以病人为中心的医疗服务，要多考虑一些方便病人的问题，在可能的条件下创造良好的就医、休养环境，尽可能做到舒适、方便、安心，使病人像在家中一样，这样就会使医院在广大群众心中有感情、有声誉、有信任感。当前我国生产力水平还比较低，还存在着全民所有制、集体所有制和作为社会主义公有制必要补充的个体经济的不同，只有坚持经常运用民主说服的方法，互相沟通以达到互相理解和谅解，从团结和友爱的愿望出发，最大限度地发挥医院医务工作者的效能和潜能，最终实现医院管理理念与医院医务人员奋斗精神的融合，达到共同目标基础上的团结一致，这样才能调动广大医务人员的工作热情，才能使全院上下"心往一处想，劲往一处使，汗往一处流"，实现医院建设的健康和可持续发展。

五、医院思想政治工作要以医院经济建设为出发点

医院思想政治工作必须以医院经济建设为出发点，围绕医院经营管理活动，贴近、渗透到医院实际经营管理中，思想政治工作才能找到工作重心，实际地解决医务人员的思想问题，切实地改善医院的工作环境氛围，真正地为经营管理提供后盾。另外，还要做到"五同"：一是党政要同心。医院工作总体安排行动上大家要同心同德，劲往一处使；二是目标要同向。最大限度调度全体医务人员的积极性，以确保医院目标的全面实现；三是措施要同定。在制定医院工作计划、目标任务、改革制度等措施的同时，也要制定党建思想政治工作措施，以精神文明建设促进物质文明建设；四是工作要同步。医院在部署检查总结各项工作的同时，要部署检查总结思想政治工作；五是风险与失误要同担。医院状况如何，对现实中出现和存在的问题行政领导负有责任，党务领导也有责任，医院的思想政治工作只有这样服务和服从于医院的经济建设这个中心，才能有所为，有为才有位，有位才有威！

六、医院管理的"硬件"与思想政治工作的"软件"相结合

思想政治工作能促进管理工作到位，能使管理和决策更趋缜密和完善，同样，良好的管理制度为思想政治工作的开展提供了"绝佳"的平台。医院开展思想政治工作，要强调思想政治工作与经营管理的有机结合，以管理工作带动思想政治工作，以思想政治工作促进管理工作。思想政治工作是做人的工作，人是思想政治工作的对象，同时也是医院医疗事业的"实施者"，思想政治工作把医务人员的思想工作做通了，医务人员的思想觉悟提高了，就会自觉地提高劳动强度和医疗技能，积极学习先进技术，为病患提供更高水平的服务，从而为医院树立良好的口碑和声誉，使医院健康发展。比如，医务人员对工作、生活提出的建议、意见，能解决的要及时解决，暂时不能解决的要做好解释工作，并尽快解决，不能造成不满情绪，从而使许多管理方面的问题因思想政治工作的促进得到解决。加强和改进思想政治工作建设，已成为提升医院核心竞争力、提高医疗水平，确保医院又好又快发展的关键所在。

实践证明，医院工作的正常运转，要运用综合手段调动广大职工的积极性。而综合手段离不开经济手段和思想教育手段。思想政治工作要结合经济建设工作一道去做，因为一切思想政治工作都不能孤立地进行，必须围绕经济建设这个中心进行，使思想政治工作既成为建设社会主义精神文明的基本手段，又成为推动物质文明的巨大动力。同时，一切经济建设都必须有思想政治工作贯穿于始终，以调动广大职工的积极性和创造性，保证各项工作指标的顺利完成，并使其获得正确的政治方向。

第三节　思想掌握一切，思想改变一切

"思想掌握一切，思想改变一切。"这是我们伟大的领袖毛主席提出的，毛泽东在组织撰写并亲自修改过的《留守兵团政治工作报告》中明确提出，"在一定的物质基础上，思想掌握一切，思想改变一切"。这是实践中得出的真理。回顾我们党的奋斗历程，可以看出，我们党正是依靠强有力的思想政治工作，才由"星星之火"不断发展壮大，不断取得革命和建设的伟大胜利。

思想政治工作是我们党领导人民在长期的革命建设实践中形成的，是我们党团结一致，迎接挑战，克服困难，夺取胜利的优良传统和政治优势。毛泽东同志作为党的第一代领导集体的核心，对思想政治工作理论和实践的形成与发展做出了巨大贡献。

时至今日，国内外学者谈到毛泽东，都对他的"思想改造术"由衷地佩服。一个团队

要想有战斗力，首先要有凝聚力，如果缺乏凝聚力，连人都留不下，靠谁去开展工作？凝聚力就是把人聚集在一起，更重要的是把人心聚集在一起。人容易拉拢在一起，人心却不一定朝着一个方向，思想政治工作就是做人的工作，就是做指引"人心"的工作，是一项"人心所向"工程。

思想通了，一通百通。中国有句俗话叫作"江山易改，本性难移"，这句话表达了人的思想是很难被改变的，人的思想往往是"无形的资产"，是存在于人体大脑中的一种意识形态，看不见摸不着，但人的思想却是支配人体从事各种活动的"源泉"。只有做通人的思想工作，一个团体才能真正地树立团队意识，才能具有凝聚力与竞争力。

毛泽东在早年组织和改造新民学会的过程中，做过这样一段总结：不但要有一班刻苦励志的人，而且要有一个大家信守的主义。主义好比一面旗帜，旗帜竖起来后，人们才有所趋附。既有了主义，又有了人，剩下的任务就是去建立一种组织，把信守这个主义的人组织起来，并通过这些人，拿这个主义去组织联络更多的人。这里的主义，就是一种信仰和信念，信仰是人的一种本质需求，人和动物的根本区别就在于人有思想、有精神追求。精神信仰可以将平凡琐碎的工作，与一个伟大的目标联系起来，使人们从一个全新的角度看到平凡工作的意义和价值。所以，要用信仰和信念去统一思想。

思想掌握一切，思想改变一切，其实质是思想政治教育的作用。所谓思想政治教育工作，亦称思想工作或思想教育，它是一定的阶级和政治集团，为实现一定的政治目标，有目的地对人们施加意识形态的影响，以转变人们的思想和指导人们行动的社会行为。思想教育的实质就是思想政治工作的一部分，思想教育做得好，人的思想通了，思想政治工作也必将开展得好。中国共产党的思想政治工作是以社会主义、共产主义思想体系教育人民，启发人们的觉悟，提高人们认识世界和改造世界的能力，动员人们为实现当前和长远的革命目标而奋斗的实现活动。它不仅要解决人们的政治立场、政治观点、政治行为等问题，还要解决人们的世界观、人生观、道德观的问题。它是解疑释惑、提高认识、统一思想、凝聚人心的工作。任何一个企业的发展都离不开思想政治工作。实现思想政治工作的有效途径之一，就是开展思想教育。医院的长治久安也离不开思想政治工作、离不开思想教育。医院的思想教育就是把管理与教育融为一体，通过思想教育提高医务人员的思想觉悟，从而实现管理目标，实现医院的健康和谐发展。

第四节 抓牢思想政治工作，促进医院健康发展

一、做好思想政治工作充分调动医务人员的工作积极性

思想政治工作是以人为对象，是解决人的思想、观点等问题的重要途径。医院作为一个大众性、社会性的服务机构，其本身的主要载体是医务人员，其思想政治状况的好坏直接关系到医院的医疗技术、社会声誉等无形资产的好坏。通过有效的思想政治工作，可以充分调动医务人员的工作积极性，提高员工的综合素质，提高医院管理、医院建设中的战斗力、凝聚力、向心力，在医院改革、医院发展中化解各类纠纷、矛盾以及缓解医患关系紧张中发挥积极作用。目前，医疗卫生系统正在积极推进医疗卫生体制改革，人们的思想观念、道德水平、价值取向、行为、思维方式也随之发生着潜移默化的变化，医疗卫生体制改革，打破了医院长期以来的经营模式，医院的经济运行机制和管理职能相应地发生了根本变化。医院引入竞争机制，减员增效，加之医院人事制度、分配制度及后勤社会化的一系列改革，引发的利益冲突相对集中和增多，职工各种思想矛盾，心理压力和思想问题显得比较突出，以及改革涉及利益的重新分配，这些都是思想观念更新的痛苦过程，也是关系不同工作岗位、不同专业技术人员、不同知识结构人群和每个职工的切身利益。我们应该清醒地看到市场经济的负面效应必然会反映到医院中来，如果思想政治工作跟不上，不能及时正确引导，帮助全体员工树立正确的思想信念及正确的人生观、价值观、道德观和法纪观，就会直接影响到医院的经济效益和社会效益，甚至影响医疗改革的顺利进行。在这新的历史时期，离不开思想政治工作的服务和保证作用，需要开展思想政治工作来帮助医务人员树立风险意识，认清当前改革形势，明确自身的工作职责、社会职责和社会期望，树立正确的人生观、价值观。因此我们要在充分认清思想政治工作重要性的基础上，自觉摆正位置，紧紧围绕医务工作者的工作热情，抓紧抓好思想政治工作。

思想政治工作的重点、难点、薄弱点在基层，尤其体现在医院。目前医院正处在发展改革阶段，人的思想观念正在发生巨大的变化，如果不注重思想政治工作，只追求经济效益，社会上的一些不良风气就会乘虚而入，职工的人生观、道德观、价值观就会出现偏差。这些矛盾和思想问题若不认真抓紧解决，不仅严重影响职工队伍整体积极性的调动，同时对医院改革、发展和稳定都是很不利的。随着医疗改革的不断深入，加强思想政治工作可以帮医院职工建立正确的行为导向，进而可以从容应对医改中的新情况，增进医患互信，促进医患和谐。当前在医疗卫生改革力度不断加大、各种矛盾相对集中的情况下，没

有强有力的思想政治工作，医疗的改革、发展、稳定就会失去思想保证。因此，必须把思想政治工作深入到各项工作中去，与时俱进，切实抓紧抓好，要把思想政治工作上升到战略高度，只有这样才能更好地为医院的建设保驾护航。

二、做好思想政治工作为医院各项建设提供思想政治保证

思想政治工作是完成一切工作目标和两个文明建设的基本保证，为医院的健康发展提供强有力的思想政治保障。医院的思想政治工作不但不能削弱，而且是不可缺少的一个重要组成部分，无论是医院还是政工人员都必须充分认识到新时期做好医院思想政治工作的重要意义和思想政治工作在医院管理工作中的作用和地位。

思想政治工作是我们党的优良传统，是经济工作和其他一切工作的"生命线"，是我们党和国家的政治优势。思想政治工作的历史和实践证明了思想政治工作在党和国家建设中具有重要地位和作用。离开了思想政治工作这个"生命线"，就没有党的壮大成长，就没有新民主主义革命的胜利，就没有中国特色社会主义建设的成就。当然，在医院建设中思想政治工作也具有十分重要的作用，只有做通了医务人员的思想工作，使每一位医务人员都"以患者为中心"，医务工作才能更好地进行，并朝着正确的方向发展壮大。医疗市场的竞争日趋激烈。随着医疗体制改革的深入，外资和民间资本相继进入国内医疗领域，同时公立医院也纷纷采取措施占领医疗市场，努力扩大市场份额。当前这种竞争态势愈演愈烈，给医院的生存和发展带来了严峻挑战。在经济社会快速发展的新形势下只能加强思想政治工作而不能削弱，必须从讲政治的高度深刻认识思想政治工作在社会主义现代化建设中的重要地位、在医院和谐发展中的作用。医院管理者只有直面竞争的形势，切实有效地全面开展思想政治工作，以习近平新时代中国特色社会主义思想为指导，不断提高医疗质量和服务水平，改善就医环境，才能在未来的竞争中立于不败之地。

在深入贯彻落实习近平新时代中国特色社会主义思想和全面小康社会建设的新时期，随着世情、国情、党情出现的新变化，我们不仅要在思想上高度重视思想政治工作的"生命线"地位，而且要在实践上认真贯彻思想政治工作的"生命线"作用，有效发挥思想政治工作为医院各项建设事业提供思想政治保证的作用，确保医疗事业的正确方向和"公益性"性质，为医院发展和经济建设提供精神动力。医院开展的行风建设、文化建设、员工思想教育等实践活动，必须始终坚持把思想政治工作放在首位，同医院的中心工作紧密结合起来，渗透到深化医院改革，促进医院发展中去，有效保证各项任务完成。

三、思想政治工作有利于塑造"白衣天使"良好形象

加强医院全体员工的思想政治工作，是保证医疗事业健康发展、医院管理目标全面实

现，促进医院两个文明建设的基础。加强思想政治工作可以及时引导全体员工树立正确的思想信念，树立正确的人生观、价值观，以服务人民、奉献社会为目的，塑造高素质的卫生队伍形象。当前，由于受改革开放和市场经济大潮的冲击，医院思想政治工作出现了一些亟待解决的新情况新问题。人们的思想观念、伦理道德、价值标准、人生追求发生了显著变化，随着医院一系列改革的实施，引发的利益冲突相对集中和增多，员工各种思想矛盾、心理压力和思想问题显现得比较突出。

这些错误和"扭曲"的思想观念，作用在医护人员身上具体表现为：一是部分医护人员价值取向产生偏移，过分追求金钱和物质享受，染上了拜金主义、享乐主义等不健康思想；二是部分医护人员思想观念落后，习惯于长期吃"大锅饭"，对竞争上岗等改革措施，思想上产生不理解、不适应甚至抵触情绪，有牢骚报怨和畏难情绪，工作积极性不高，对患者不关心，服务态度差，其价值观与医院发展要求相左；三是部分医护人员受优越感"作祟"影响，凌驾于患者之上；四是个别员工缺乏责任心，对业务没有进取心，对待患者敷衍了事、冷漠生硬，引起医患矛盾，给医院造成不良影响；五是部分员工主人翁意识淡化，当一天和尚撞一天钟，得过且过。这些矛盾和问题若不认真抓紧解决，不仅严重影响员工队伍的整体积极性的调动，还严重破坏了医护人员的"白衣天使"形象，同时对医院改革、发展和稳定都是不利的。

针对医院思想政治工作中存在的问题和表现，和部分医护人员的"片面错误"思想，医院管理者要坚持立足实际、创新方法、拓展途径，不断建立健全科学合理的教育体系，充分发挥思想政治的教育功能，把不利医院发展的各种因素和各种"坏思想"扼杀在萌芽状态。加强思想政治工作，通过正确的思想引导，提高医护人员的思想政治素养，引导全体医护人员树立正确的人生观、价值观，使医护人员在广大人民心中树立起高大、良好的"白衣天使"形象。

四、思想政治工作是医院健康发展的"指路灯"

离开了思想政治工作，医院建设就失去了"引航灯"，成为"空中楼阁"。医院的思想政治工作要把强调社会效益、维护群众利益、构建和谐医院放在首位。医院的日常思想政治工作，也要始终围绕办院宗旨展开。始终把"努力为提高科学管理水平，提升自主创新能力和社会服务能力，实现创新发展、和谐发展、可持续发展提供强大的思想文化保证"作为医院思想政治工作的根本任务。大到思想政治工作年度计划的制订，小到每次教育活动的组织等，都要围绕医院各时期的工作重点来安排。通过开展思想政治工作，号召全体医务人员统一思想、提高认识，不折不扣地完成医院赋予的各项任务。

医院思想政治工作必须服从和服务于医院"以精湛的医疗技术救治病人"这个中心，这是一个根本性的原则，也是医院可持续健康发展的根基与方向。"以精湛的医疗技术救治病人"这个中心，就好比是指引医院前进的"灯塔"上的"指路灯"，只有紧紧围绕这一中心开展思想政治工作，才能为医院的健康发展指明方向。医院在改造和创新思想政治工作的同时，也不能脱离和违背这个前提。要针对信息时代到来的状况，加强对医院职工进行科技意识、机遇意识、竞争意识、服务意识、机遇意识的教育，为职工排忧解难，增强职工迎接挑战、战胜困难的信心。医院发挥思想政治工作的"指路灯"作用，关键是要结合医院的实际情况，根据职工思想的实际情况，做好教育、转化、引导这一环节的工作，要适应现代社会发展的趋势，提高思想工作的知识化、信息化、科学化程度，力争使思想政治工作有为、有位，切实为医院的改革和发展"引领航向"，并肩负起保驾护航的使命。

五、新时期医院思想政治工作的新思路

当前，医院职工的思想政治工作总体情况是好的。但是在局部，医院职工的思想政治工作仍处在一种传统教育模式下，这从根本上阻碍了整个医院的发展。为此，加强医院职工思想政治工作建设、对医院职工思想政治工作进行创新势在必行。医院是知识分子密集的地方，人员文化层次相对较高，参与意识和接受能力较强，这给医院思想政治工作提出了更高的要求。解放思想，树立与改革相适应的竞争、价值、利益观念，自觉按照改革规范来调节人们的行为，对于美化医院形象、打造医院品牌，加快医院的建设和发展具有十分重要的意义。具体而言，我们每个人每天都在做思想工作。举个简单的例子，一个小孩不好好吃饭，家长就会开导他：不吃饭就长不高，容易生病，就要去医院打针，等等，晓之以理，动之以情。其实这就是思想工作的具体体现。当然医院的思想政治工作要比这复杂得多。在新的历史时期，认真研究当前医院思想政治工作面临的新形势、新任务，探讨思想政治工作的新方法和新途径，运用切实可行、扎实有效的思想政治工作方法，对确保卫生体制改革和医院的各项工作顺利进行，推进医院政治文明、精神文明、物质文明的建设具有举足轻重的作用。

六、发挥思想政治工作三大作用，确保医院健康发展

医院作为社会的一个基本功能细胞，在构建和谐社会的过程中具有持续、稳定和健康的积极推动作用。市场经济时代，在追求利益最大化中，部分医护人员的价值观、道德观、荣誉观发生了偏差，市场中的信息不对称，出现"诚信者吃亏，欺诈者得利"的心

理，人们都希望别人按原则办事，但同时又往往从个人和集体利益出发会自觉不自觉地把原则置于一边。这就需要思想政治发挥导向作用、协调作用，发挥宣传鼓励作用，确保医院的精神文明建设和物质文明建设有机结合，互相促进，共同发展。

一是发挥导向作用。发挥思想政治工作的导向作用确保党的各项方针政策在医院被认真贯彻执行，逐步建立与社会主义市场经济和现代企业管理制度相适应的思想政治工作机制。卓有成效的思想政治工作对贯彻落实党的方针政策和提高广大医务人员的思想觉悟，保证医务人员在思想上、政治上同医院和党中央保持一致，保证党和国家的医疗方针政策在医院建设中得到落实，促进医疗事业改革的健康发展起着不可估量的导向和保证作用。

二是发挥协调作用。发挥思想政治工作的协调作用是化解各种矛盾、凝聚各方面力量，以及各项医疗工作任务顺利完成的保证。加强思想政治工作是协调和解决医院内部各种关系和矛盾的基本方法。医院是由众多部门组成的一个有机整体，要想充分发挥它的整体优势，就必须使各个部门相互配合、相互协作，凝成整体。医院思想政治工作的一项重要任务，就是用习近平新时代中国特色社会主义思想武装广大党员干部、医务人员的头脑，切实在指导思想上达成共识、在实际工作中形成合力。

三是发挥宣传鼓励作用。发挥思想政治工作的宣传鼓励作用就是调动职工积极性，齐心合力，促进医疗工作和精神文明建设跃上新的台阶。积极挖掘、培养、选树能够体现医院精神的典型群体，进一步发挥典型的示范带动作用。思想政治工作强调用先进的思想意识形态去教育人、改造人，强化人们对社会的责任和对理想的追求，对医务人员进行多层次、高密度的宣传教育工作，树立典型，弘扬先进，激发工作热情，鼓励广大医务人员共同为医院建设做贡献。

医院思想政治工作要紧紧围绕经济和提高医院医疗质量为中心，做到"四同"，即党政同心、目标同向、措施同定、工作同步。为促进工作的协调一致，根据思想政治工作的地位、作用、任务和内容，做到"三到位"，即思想到位、组织到位、工作到位，使思想政治工作落到实处。医院的健康发展，既包含经营、管理和效益等物质文明内容，也包含思想政治工作、企业文化建设和职工队伍建设等精神文明方面的内容。历史经验证明，保证医院健康发展，就必须牢牢把握、毫不动摇地坚持思想政治工作。

第五节　以医德医风建设为着眼点，加强医院思想政治工作

一、医务人员医德医风高低直接影响着医疗服务质量

医务人员是医院具体工作的实施者，作为白衣天使，应积极适应社会变革，把为人民服务和实现自我人生价值紧密联系起来，不断增强思想政治素养、提高专业技能。医疗质量的高低，主要由医疗技术水平、临床经验、医疗设备等直接决定，但如何将各种医疗技术应用于临床，并在日常工作中充分发挥作用，转化为对患者的服务力，最终取决于医务人员的思想政治觉悟和职业道德修养。随着社会主义市场经济体制的基本建立，市场竞争日益激烈，我国的社会现状发生了复杂而深刻的变化、社会经济成分，组织形式、就业方式、利益关系和分配方式日益多样化，多种矛盾相互交织，各种利益重新调整，派生出不少新的矛盾。致使少数医务人员产生了一切向"钱"看的错误思想，收受"红包""回扣"等不正之风滋生，使医院的声誉遭受侵害，也使医患冲突时有发生，严重影响了医疗服务质量和社会和谐发展。在这种情况下，医院管理者要强化医德医风建设，促进医院健康发展。

医院医德医风的建设要强调"一切以患者为中心，一切为患者服务"，只有医务人员具有高尚的医德医风，才会是一个医德高尚的医务工作者，才会具有全心全意为人民服务的精神、对患者极端负责的态度，对技术精益求精。医疗质量的提高主要靠医务人员精湛的医术、高尚的思想品德和强烈的责任感，精湛的技术是质量的保证，高尚的思想品德和强烈的责任感是医疗质量的内在动力，只有具有良好的医德医风，医务人员对医疗服务质量才会有更高的要求。

二、医德医风建设对医院思想政治工作具有促进作用

医德医风建设是医院思想政治工作的主要内容之一，思想政治工作的开展落实到某一行业必然要与其行业特点、职业道德相结合，从中寻找切入点，以求取得成效。就医疗卫生行业来看，要做好医院思想政治工作，就必须与医德医风建设相结合，医德医风建设是医院思想政治工作的重要组成部分，更对医院思想政治工作具有极大的促进作用。思想政治工作的核心是对人的思想展开的工作，其实质是人的意识形态的形成，加强思想政治工作，就是要发挥它的灵魂作用，带领和鼓舞广大员工与时俱进、开拓进取。这与医德医风的实质是一样的，都是为了医院能够更好地发展，并且朝着正确的方向发展。医院医德医

风的建设有利于思想政治工作的顺利开展，同时思想政治工作也有利于良好的医德医风的形成，两者相辅相成、相互促进。

三、医德医风建设有利于建立和谐医患关系

正是由于部分医护人员医德感薄弱，义务感冷漠，服务态度差，对待患者生、冷、硬、顶，缺乏爱心、耐心和关心，使患者就医出现了"门难进，脸难看，话难听"的尴尬局面，医患关系紧张。缓解医患矛盾需要建立良好的医德医风，"以患者为中心"是和谐医患关系的题中之义。"以患者为中心"就是一切为了患者、一切服务患者、一切方便患者，想患者之所想，急患者之所急，满足不同层次患者的需求。具体到医院实际，就是要加强管理，优化服务，更新服务理念，让患者花最少的钱、最少的时间，把病治好。在实践中不断摸索和探寻人性化、贴心化、规范化的服务流程，形成有特色的服务精神，突出现代化、全程化服务意识，倡导服务艺术，建立起一套完善规范的服务体系，真正构建和谐的医患关系。

四、医德医风建设是医院思想政治工作的永恒主题

新时期医院思想政治工作的重点和难点，主要是目前出现的医德医风滑坡、医患关系紧张、医疗纠纷增加、职业风险高、职工思想压力大等问题，结合医院工作实际，要把加强医德医风建设作为医院思想政治工作的永恒主题，常抓不懈。加强对全院职工的医德医风教育，建立健全医德医风管理体制，形成全方位、多层次的责任制管理。强化监督机制，形成一整套有效的监督、控制、保障体系。加大惩治商业贿赂的力度，坚决杜绝"红包""回扣"，查处一切违纪违法行为，建立起教育、制度、监督并重的惩治和预防腐败体系。医院思想政治工作，历来是医院工作的重要环节之一。在构建和谐社会的新形势下，如何结合医院出现的新情况新问题，把思想政治工作做得更好、更细、更活，办人民满意的医院，切实为患者提供优质的服务，是医院思想政治工作者必须认真解决的一个重要问题。解决这一问题离不开树立良好的医德医风建设，只要每一位医务工作者都具有高尚的品德和节操，树立正确的世界观、人生观、价值观，树立为人民服务的理想信念，也就为医院的发展提供了思想保证。

五、狠抓医德医风，促进医院廉政建设

随着物质生活的日益丰富、市场经济的快速发展，医务人员面临着物质利益的诱惑。自开展商业贿赂专项治理以来，医疗机构成为治理重点之一，医务人员的思想政治素质和

医德水平成了全社会关注的问题。极少数医务工作者不能自律、自爱，给医疗卫生战线抹黑。医院要始终把医德医风建设、党风廉政建设、行风建设和职业道德教育作为医院思想政治工作的重要内容来抓，并且要做到常抓不懈。思想政治工作要抓住热点问题，狠抓医德医风建设，使医务人员做到廉洁自律、拒腐敬业。要结合胡锦涛同志提出的"八荣八耻"和典型的腐败案例，积极开展教育活动，要从道德、法律以及犯罪后果上加大宣传力度。通过教育，让医务人员自觉地遵纪守法，遵守各项规章制度，做到合理检查、合理用药、合理治疗。从而加强医德医风建设，建立惩治和预防腐败的长效机制，加强党风廉政建设，永葆党员队伍的纯洁性，坚持"党要管党，从严治党"的方针，切实抓好各级领导干部和党员干部的思想作风建设，提高廉洁自律的自觉性，提高党组织和党员在群众中的威信。

医院管理者要做到岗位廉洁全覆盖，常抓医德医风建设不放松。全体医务人员要签订廉洁承诺，建立横向到边、纵向到底、覆盖全院的责任网络；形成党风廉政建设和医德医风建设的长效机制，坚持以正面教育为主，从制度上预防违规；开展作风建设年、行风文化年和治理医药购销领域商业贿赂专项活动；开展医德医风讲座；开展反腐倡廉小故事征集活动；落实"关键岗位人员廉洁从业上岗考试"，组织党风廉政监督员专题培训，推进反腐倡廉建设，使医院树立良好的医德医风。同时加大激励作用，开辟公告栏、光荣榜，将平时工作中的正反事例予以通报，包括医务人员收到锦旗、牌匾情况，每季度的满意度调查结果，月最佳护士评比结果等；开展网上沟通技巧教育、宣传活动；向社会公开限时承诺服务；建立患者投诉、信访责任制和操作规程；定期开展行风评议等，通过狠抓医德医风建设促进医院廉政建设，通过推进医院廉政建设，树立良好的医德医风。

近年来，医院外部环境发生了很大的变化，内部改革也日渐推向深入，通过加强思想政治工作来"凝神聚力"就显得尤为重要。思想政治工作是党的优良传统和政治优势，加强和改进思想政治工作，树立良好的医德医风是医院当前工作的重点，也是今后一段时间工作的重中之重。加强干部职工的作风建设，要增强职工的服务意识、责任意识、安全意识和创新意识。充分发挥党的战斗堡垒作用，充分发挥党员干部的先锋模范带头作用，充分发挥医院医德医风的"规范"作用，是开展思想政治工作的着力点。在一个现代化医院，即使有再好的医疗技术、再先进的医疗设备，如果缺乏良好的职业道德、没有全心全意为病人服务的思想，在医疗活动中必然会出现各种偏颇，甚至医疗事故，给病人造成不可挽回的损失。那种高尚的医德情操、浓厚的医德情感、高度的道德责任、良好的医德作风、健康的心态，加上精湛的医术，必然产生优质服务的良好效果。有些地方的医院医德医风极差，医患关系十分紧张，极大地损害了医院和医生的形象，影响了医院的健康发展。只有树立良好的医德医风，才能构建和谐的医患关系，打造出人民满意的医院。

第四章　现代医院思想政治工作探索与研究

第一节　现代医院思想政治工作面临的主要问题

一、当前医务工作者在医院思想政治工作中存在的问题

思想政治工作是稳定人心的工作，是一项"人心工程"。医院思想政治工作的主要对象是全体医务工作者，只有做好全体医务工作者的思想"疏通"工作，思想政治工作才能更好地开展。当前在建立社会主义市场经济体制的形势下，人们的思想观念也发生了新的变化。比如自我意识、创新意识、经济意识、利益意识以及个人价值的实现意识在不断增强，而敬业精神、奉献精神、理想信念、政治意识以及集体主义、国家利益意识都相对减弱，这些思想观念的相互碰撞，使医院思想政治工作遇到了许多新的问题。

（一）个别医务人员价值取向产生偏移

一直以来，医务人员正确的价值观、世界观是"一切以患者为中心"的"根基"，这就好比是一棵大树，"树根"生了"寄生虫"，树叶和树干还能像以前一样枝繁叶茂吗？社会生活方式的多样化，给医务人员带来思想观念、价值观念的解放，他们越来越看重个人成就，重视个人价值实现，医务人员的价值观趋向复杂化，他们开始思考自己的劳动是否物有所值。有的在经济利益的驱动下，医德感削弱，义务感淡漠，在医疗活动中存在着片面追求物质利益的倾向；有的把个人利益得失看得很重，容不得个人吃一点亏等。由于市场经济的负面影响，部分医务人员滋长了拜金主义、享乐主义、个人主义等不健康思想，如无视患者的病痛，对患者表现出生、冷、硬、推等现象，与患者心中的服务标准相差甚远；有的道德水准下降，收受病人"红包"，吃"回扣"，以医谋私，使医院和医务人员的形象在百姓心中大打折扣。

（二）个别医务人员思想政治素养滑坡

推行市场经济后，在经济利益的驱动下，少数医院领导在医院的发展过程中，过分注

重经济效益，忽视思想政治工作，受市场经济浪潮的影响，一些干部职工缺乏正确的人生观、价值观，奉献精神淡化，想方设法多捞钱，学会了钻营取巧，注重个人利益得失，涉及奖金分配、住房、职称等利益问题更是争持不下。极少数医务人员，面对个人经济利益时"狂热追逐"，面对工作却拈轻怕重，标准低，对待工作马马虎虎，对病人不负责任。每年因此而引起的医疗纠纷频频发生，严重影响了医患关系。

(三) 个别医务人员对思想政治工作不热心、敷衍了事

思想政治工作不像搞生产建设，看得到，摸得着，思想政治工作是做人的思想的工作，不但看不到、摸不着，短时间内可能还看不到效果。这就使一些医务人员对思想政治工作不热心、不上心、不在乎，持冷漠、应付的态度，甚至牢骚话、埋怨话不断，讥讽挖苦政工人员，对思想政治工作敷衍了事。

(四) 思想政治工作的"呆板"使医务人员产生逆反心理

一些医务人员认为思想政治工作是"虚"的、"空"的，是搞形式，是讲套话、讲大话，对思想政治工作的认识不到位。再加上开展思想政治工作的方法过时、形式单一，开大会，走形式，永远走不到职工心里去。很多医院思想政治工作往往是以布置任务的形式开展的，深入实际，接触一线少，批评责难多，谈心沟通少，难以及时、准确、动态地把握职工的思想脉搏，使思想政治工作缺乏针对性和感染力，致使医务人员对思想政治工作的热情不高，甚至产生逆反心理，觉得是在浪费时间。

(五) 对自身的主人翁地位认识不足

医务人员是医院的主人翁，应着力推进民主管理，充分发挥医务人员参与医院管理和医院建设的积极性。然而一些医务人员对自身的主人翁地位认识不足，认为医院发展与己无关，认为自己只是一名拿工资的工作人员，抱着做一天和尚撞一天钟的心态，没有从心里把医院当成自己的"家"或事业来对待，每天碌碌无为，不求进取。

(六) 对医院改革存在畏难情绪

新医改方案的真正实施者是广大医务人员，医改的成败在很大程度上决定于医务人员，医务人员的政治素质和职业道德的高低，直接影响到新医改方案是否落实。然而，一些医务人员对医院改革存在畏难情绪，不愿从事苦、脏、累、险的工作，其价值观与医院发展要求相左。这些矛盾和思想问题若不认真抓紧解决，不仅严重影响医院改革的进程，更影响着医院的全面健康发展。

二、医院管理中存在的思想政治问题

在发展社会主义市场经济，推进医疗制度改革的新形势下，医院的生存与发展面临着严峻考验。医院管理者只有把思想政治工作与医院和谐发展有机结合起来，医院才能健康发展。在经济改革时期，只有适应新形势、探索新趋势，不断提高思想政治工作的层次和水平，找出制约思想政治工作的问题所在，才能进一步加强和改进思想政治工作，确保医院改革和发展目标顺利实现。

（一）医院管理中对思想政治工作的重视不到位

医院由于体制关系和生存的需求，在经济效益和社会效益之间，一般倾向于经济效益，在重视经济效益的同时，忽视了职工的思想政治教育。医院在提供医疗服务的同时还要承担一定的经济任务，在这样的双重压力之下，加之财政投入远远不能满足医院建设的发展需求以及市场竞争的需要，因此，在一些医院管理中把主要精力都用于抓业务、抓经济，根本无暇顾及思想政治工作。有些医疗卫生单位领导一味追求经济指标，忽视职工思想变化，事事"以钱开路"，偏爱收益好、创利多的科室，购入质量低劣的药品、卫生材料，设备得不到及时维修和更新，使医院管理出现混乱，从而导致职工信仰危机、职业道德滑坡，对思想政治工作经常是应付检查，存在形式化。因重视不足，自然对思想政治工作的经费投入及精力投入都严重不足，不能深入研究职工的思想趋势，发现和解决职工的思想问题，使思想政治工作得不到正常开展，甚至陷入困境。

（二）思想政治工作被弱化

医院思想政治工作的地位在医院改革与发展中一度被削弱，在工作中，经常出现思想政治工作为医院业务工作、经济工作让路的现象。有人片面地认为，思想政治工作只是政工部门的事情；也有人认为，思想政治工作难度大、见效慢，不容易出政绩，是既费力又耗时、不出效益的工作，可有可无；业务工作看得见、摸得着，容易出成绩，因此，思想政治工作经常处于应付的状态。还有的人将经济改革中的"政企分开"误解为在医院也必须实行党政分开，人为地将医院思想政治工作与医院的医疗业务、经济活动相剥离。所以，医院领导将医疗业务的各项任务作为考核或检验医院发展的唯一指标，忽视了思想政治工作对医院管理的促进作用，从组织上造成了一手硬一手软的现状。因而思想政治工作条例、办法、职责等一系列制度，成了一纸空文，在实际工作中，思想政治工作被弱化，导致部分医务人员医德失范，医患信任度下降，矛盾不断上升。

（三）医院思想政治工作不能满足员工多元化需求

医院是知识分子高度密集的地方，思想政治工作的对象中，知识分子占有相当大的比例，他们文化层次较高，参与意识和接受能力较强，善于思考，思想敏锐，自主性强，重业务技术、轻理论学习的倾向根深蒂固，对医院思想政治工作提出了更高的要求，也带来了严峻的挑战。对一名教授、专家和一名普通工人、一名老员工和一名新参加工作的员工，如果在思想政治工作中采取同一模式，可能难以达到预期的目的。因此，客观上需要区分对象，按照层次，采取不同的思想政治工作方法，有针对性地做好思想政治工作，才可能取得事半功倍的效果。与此相比，思想政治工作的内容还比较单一，设施陈旧，手段落后的问题仍然比较突出，明显不符合员工多层次的要求。

（四）思想政治工作方法陈旧、与现实脱节

思想政治工作的方法比较陈旧，存在重形式轻效果现象，思想教育的感染力、说服力不强，思想政治教育者的说教往往和社会现实发生巨大的反差。这种缺乏创新和感召力的思想政治工作模式已不能适应新形势下员工思想变化的需要，根本不能体现思想政治工作的促动作用，在很多情况下会适得其反，造成员工对思想政治工作产生反感。在科学技术日新月异，新事物、新媒体等不断涌现的当下，一些医院的思想政治工作仍囿于传统的"三板斧"：传达文件，念念报纸，贴个标语或在医院网站上搞个投稿活动，逢年过节开个文艺晚会。开展思想政治工作多为无说服力、呆板、僵硬的空洞说教、行政命令、用制度卡人的简单方法，组织活动也仅限于文娱活动或唱唱卡拉 OK，进行一两场培训，并未真正将思想政治工作的实质体现出来，致使广大医务人员感到医院思想政治工作呆板、枯燥、平淡、无活力。这些年来，思想政治工作虽然所有医院都在做，但大多数医院都只是流于形式，使思想政治工作犹如"一把伞"：有检查撑起来，平时放一边。思想政治工作的开展方式存在过时、单一的现象。

（五）思想政治工作者队伍的整体素质与所承担的艰巨任务不匹配

思想政治工作的开展离不开思想政治工作者，思想政治工作者也称政工人员，是思想政治工作的具体实施者，政工队伍素质的高低直接影响着思想政治工作的开展情况和效果。在实际工作中，思想政治工作者因自身知识储备不够、创新能力不足、工作主动性缺失，加之思想政治工作短时间无法取得实效，不能产生明显的经济效益，领导的支持力度不够，自身素质不高，使政工队伍存在三方面的问题。

一是政工人员自身素质有待提高。在思想政治教育工作中，一些政工人员自身素质不

高，作风不实，工作主动性不够，思维、眼界跟不上形势发展的需要，统筹协调能力不强，工作头绪多，受人力、精力、能力的限制，处理问题缺乏全局意识，有时存在顾此失彼，不能统筹兼顾的现象。有些政工人员认为思想政治工作是软指标，做好做坏一个样，甚至得过且过，不注重学习，停留于现状，缺乏对政治工作的正确认识。

二是人员配备上不重视。有的医院不重视政工工作，主要精力都用于抓业务、提效益，因而思想政治工作不仅没有专门的部门，人员配置上也存在严重的不足。大部分政工人员均为兼职，忙于专业工作根本无暇顾及思想政治工作，专业技术人员更不愿意改行从事政工工作，认为政工工作是为别人做"嫁衣"，政工科是"清水衙门"，这样的工作安排严重影响了思想政治工作的开展，根本无法充分发挥思想政治工作的优势，形成了恶性循环。

三是工作方法缺乏创新意识，流于形式，陈旧单一。有些医院政工人员思想保守，在学习教育上照搬照套，沿用老一套，习惯于开会念文件、学习读报刊、讨论表决心，会上要求得多，会后检查落实得少。有的习惯于当"传声筒"照本宣科，重学时轻效果；有的形式主义严重，以文件落实文件，以会议落实会议，偏离实际，脱离群众；有的对如何做好新形势下的思想政治工作不分析、不研究，动辄就是我对你错、我讲你听、我训你受的老一套，忽视人的心理素质对思想政治道德的影响，难以使被教育者产生心理共鸣，使教育效果始终不够理想。

（六）医德医风下滑，思想政治工作缺失严重

医疗行业不正之风不断蔓延，医德医风下滑，显示思想政治工作缺失严重。随着市场经济的迅速发展和医疗卫生事业改革的不断深入，人们的思想观念、伦理道德、价值标准、人生追求发生了显著变化，医院人事制度、分配制度等一系列制度的改革及竞聘上岗的实施，引发的利益冲突相对集中和增多，职工各种思想矛盾、心理压力和思想问题显现得比较突出。部分医务人员拜金主义、利己主义等思想不断滋长，一切向钱看，把医疗服务视为商品，用等价交换的原则处理医患关系，收受红包、请客送礼的事时有发生。还有的医务人员不顾病人的切身利益，不择手段地开"回扣药"等不良现象，导致医德严重"滑坡"，出现许多不良现象，甚至在一些地方引起群众的很大不满。

（七）思想政治工作被淡化，政工人员处于人微言轻的境地

新形势下，人们的思想观念发生了深刻变化，出现了许多新情况、新特点，如医院深化改革提高自身竞争能力，必然会对员工利益关系进行调整，员工的竞争意识和危机感不断增强；随着对外开放步伐加快，信息化程度的提高，各种思潮相互激荡，必然会对长期以来形成的主流思想形成冲击，这些都给思想政治工作带来了新的难题。而一些医院，对

思想政治工作的地位和作用认识模糊、重视不够、研究不足、把握不准，思想认识上挂不上号，工作安排上摆不上位，具体落实上使不上劲，舍不得投入，拿不出力量，造成思想政治工作被冷落，甚至被淡化。对思想政治工作者不重视，遇到晋升、提干等与医护人员切身利益相关的问题时，政工部门的意见多数处于"建议"位置。相反，一些难以解决的棘手问题往往交给政工部门处理消化。与业务部门相比，政工部门应当享受的待遇有时难以保障，直接导致政工人员工作积极性不高、在思想认识上存在偏差。

（八）一些医院思想政治工作脱离自身发展实际

医院思想政治工作建设，要想使其达到理想的效果，就需要一定的方式方法，提高思想政治工作的吸引力和说服力，使其成为受教育者的自觉认识，关键在于理论联系实际。思想政治工作只有与医院实际情况相结合，联系职工的思想实际，才能把科学的理论变为医务人员的实际行动，形成自觉的认识和行为，才能在实践中坚信理论的正确性。医院为了求生存、求发展，必然会全面深化内部改革，建立起与市场经济相匹配的经营管理模式。在推进人事用工制度改革、分配制度改革、成本核算、后勤社会化服务等各项措施的过程中，必然会触及一部分人的切身利益，引起人们的思想波动。这就要求思想政治工作跟上医院改革步伐，融入医院改革发展进程中，及时同步做好解疑释惑、理顺情绪、化解矛盾的工作，排除思想障碍，充分调动广大员工支持、参与改革的积极性。而一些医院在做思想政治工作中脱离自身发展实际，泛泛地讲大道理，搞"空对空"，医务人员不买账，使思想政治工作难以取得应有的效果。

随着医院人事制度、分配制度及后勤社会化的一系列改革，引发的利益冲突相对集中和增多，职工各种思想矛盾、心理压力和思想问题显现得比较突出。一些医务人员价值取向产生偏移，在经济利益的驱动下，医德感削弱，义务感淡漠，在医疗活动中存在着片面追求物质利益的倾向，工作中缺乏创新意识。他们对自身的主人翁地位认识不足，认为医院发展和对外竞争只是小部分管理者的事，做一天和尚撞一天钟，碌碌无为，业务不精，不求进取。对医院内部管理体制改革有抱怨和畏难情绪。一些人干惯了安定舒适、没有压力的工作，不愿从事苦、脏、累、险的工作，其价值观与医院发展要求不相适应，自身素质不高。在医院管理中思想政治工作得不到重视，甚至被淡化，思想政治工作方法陈旧、与现实脱节，政工人员素质不高等，这些问题若不认真抓紧解决，不仅严重影响职工队伍整体积极性，也对医院改革、发展和稳定不利。因此，深入做好医院职工思想政治工作，提高思想认识，既是医院管理者对医务人员思想政治上的关心，更是党、政、工、团工作者服从和服务于医院改革、发展、稳定大局的一项重要而紧迫的任务。

第二节　新形势下加强和改进思想政治工作的对策

一、必须把医院思想政治工作摆在首位

思想政治工作是经济工作和其他一切工作的生命线，是经济建设的助推剂。江泽民同志曾强调："越是深入改革，扩大开放，越是发展社会主义市场经济，就越要适应新形势，全面加强和改进全党和全社会的思想政治工作。"思想政治工作是以人为对象，是解决人的思想、观点等问题的重要途径。通过有效的思想政治工作，可以充分调动医务人员的工作积极性，提高员工的综合素质，提高医院管理、医院建设中的战斗力、凝聚力、向心力，在医院改革、医院发展中化解各类纠纷、矛盾以及缓解医患关系。

加强思想政治工作在增加职工精神财富的同时，可以很好地维护正常的医疗秩序，提高工作效率，间接地创造物质财富。因此医院的思想政治工作不但不能削弱，还要将思想政治工作摆在首要位置，无论是医院管理者还是政工人员都必须充分认识新时期做好医院思想政治工作的重要意义和思想政治工作在医院管理工作中的作用、地位，要把思想政治工作上升到战略高度，只有这样才能更好地为医院的改革、建设保驾护航。

二、以医院文化为载体加强思想政治工作

以医院文化为载体，拓宽医院思想政治工作的渠道和空间，探索医院思想政治工作的新领域，是思想政治工作的新要求。医院文化是思想政治工作的有效载体，能使职工在潜移默化中陶冶情操，形成较强的凝聚力。医院文化是理念、是品牌，也是立院之本。医院文化包括物质文化和精神文化两个方面的内容。一要加强医院物质文化建设，为职工创造良好、舒适的工作环境和优美的生活环境；同时，还应致力于改善单位文化设施，如"职工之家""职工乐园"等，使职工有以院为家、以院为荣的自豪感，增强职工热爱集体、热爱本职工作的热情。二要加强医院精神文化建设，培育具有高度凝聚力的医院精神，构筑亮丽的视觉标志，创作凝聚人心的院歌，营造健康向上、富有朝气的医院文化氛围，尊重患者，尊重人才，塑造良好的医院形象，培养职工的主人翁精神，极大地激发职工的积极性和创造力，使"院兴我荣，院衰我耻"成为全院职工的共识。三要积极培育具有时代特色和单位个性的医院精神，增强职工对医院文化的认同感，达到外树医院形象、内聚人心的目的，从而打造以人为本、"以病人为中心"的医院文化，树立"生命为上，健康为本"的服务理念，形成医院独特的文化特征。

三、坚持"以人为本"改进医院思想政治工作

人是生产力诸要素中最具创造性的因素,一个单位的兴衰成败关键取决于人,充分发挥职工的主观能动性和创造性是医院发展的第一要素。思想政治工作是一项以人为主体的工作,思想政治工作者要理解人、尊重人,以完全平等的身份、讨论的方式与工作对象交流思想,动之以情,晓之以理,使其感到舒心并产生亲近感,引导工作对象沿着正确的方向观察和思考问题,解除其不良心理症结,激发动力,发挥潜力,通过耐心的疏导工作教育人和感染人,做到润物无声,强化思想政治工作的效果。

(一) 充分尊重职工主人翁地位

医院思想政治工作要与尊重职工主人翁地位结合起来,把职工应有的地位、权利、义务和应得的利益、待遇结合起来,才能真正调动职工的积极性。这就要求医院管理者在实际工作中,坚持以人为本,始终如一地把工作的出发点和落脚点放在职工身上,及时对职工进行宣传教育,把医院重大改革方案、实施办法、措施和有关政策向职工讲清楚,认真听取和尊重职工的意见,把事关大局的利害关系向职工讲清楚,取得职工的理解,消除他们的疑虑,千方百计地调动职工的工作热情和积极性,为医院的建设和发展贡献力量。但同时也要牢固树立全心全意依靠职工办院的思想,不断强化医院工作者的主人翁意识,发挥广大医务人员参与、支持医院改革的积极性、主动性和创造性,使思想政治工作与医院管理、改革发展较好地结合起来,发挥好医院文化的"黏合"功能和"氧化"作用,拓宽医院思想政治工作的渠道,探索出更多的富有时代感、针对性强、行之有效的思想政治工作的新途径、新方法。

(二) 思想政治工作要与职工需求相结合

医院思想政治工作要把为职工办实事作为重要任务来抓,职工的思想问题大都和实际困难紧密联系在一起,医院思想政治工作必须从空洞的说教中摆脱出来,把解决思想问题同关心职工的实际困难相结合。要采取家访、谈心、慰问、物质帮助等灵活多样的形式,深入职工当中,倾听他们的呼声,了解他们的思想问题、实际困难和要求,使思想政治工作与职工需求相结合。要从内心深处去尊重他们、关心他们,切切实实为他们做些实事,力所能及地为他们解决一些诸如工资、福利、医疗保健、住房,职务晋升、工作条件和环境等实际问题,积极为他们创造条件,解除其后顾之忧,从而激发出他们爱岗敬业的热情。要坚持用感情暖人、感情留人、以情动人,潜移默化中融思想政治教育于职工群体思

想理念和各项工作活动之中，增强思想政治工作的凝聚力和向心力。

（三）思想政治工作要与职工切身利益相结合

坚持以人为本，自觉维护职工的切身利益，真心实意解决职工的思想问题和具体困难，体现医院大家庭的温暖，增强医院凝聚力和向心力。一是要及时把握职工的思想脉搏，把职工的呼声作为第一信号，把职工的需求作为第一选择，把职工的利益放在第一位置，把职工的满意作为第一标准。二是全力为职工办实事办好事，让职工从中得到实实在在的利益和好处。三是要维护好职工的利益，包括职工的工资、奖金、生活福利、劳动安全、医疗保险、就业培训和子女就业等方面的利益。四是正确引导，帮助职工排忧解难。在社会大变革和改革开放新的历史条件下，职工群众经常面对大量感到看不清、想不通、道不明的社会现象、矛盾和问题，思想上产生了许多前所未有的迷茫，这就要求思想政治工作者及时帮助职工解惑释疑、排忧解难、疏通思想、理顺情绪，引导方向和增强工作、生活动力。

（四）物质鼓励和精神鼓励相结合

在改革开放和大力发展社会主义市场经济的新形势下，要进一步加强和改进医院思想政治工作，调动人的积极性和创造性，就需要物质鼓励和精神鼓励相结合。思想政治工作是调动人的积极性的一种工作，而驱使一个人产生积极行为的动力，离不开人们对物质和精神需要的追求。医院是知识密集型的单位，医护人员属于知识型人才，具有很强的专业特性，对精神激励有着固有的需求，因此，开展思想政治工作必须以人为本，以人性化的方式，站在"临床角度"考虑实际问题，尊重知识，尊重人才，尊重劳动，尊重创造，激发他们更好地发挥自己的潜能。同时，物质需求又是生活的"必需品"，医务人员只有在保障自身生活质量的基础上，才能追求精神文明建设。思想政治工作一定要把物质鼓励和精神鼓励结合起来，才能使人们的思想健康发展，让广大医务人员在实现自我价值的同时更好地去创造价值。

（五）注重人文关怀和心理疏导

加强和改进思想政治工作，还要注重人文关怀和心理疏导。人文关怀要求对医护人员在工作上给予支持、在组织上给予关心、在生活上给予帮助，切实解决工作中出现的问题，知人善任，人尽其才。做思想政治工作实际上就是做人的工作，一个优秀的思想政治工作者丝毫不亚于一个高级心理医生。实践证明，将心理学知识引入思想政治教育领域，是思想政治教育方法从经验型向科学型转变的一个有效途径。注重职工的人文关怀和心理疏导，是开展思想政治工作的有效途径。

四、医院思想政治工作必须与医疗改革和医院发展相结合

在市场经济发展条件下，面对新情况、新问题，医院为了求发展和创新，必然要深化内部改革，不断提高自身的竞争力。医院只有加快发展才能有前途，而思想政治工作必须紧紧围绕医院发展这个主题，为医院发展提供有力的思想保障，把医院发展中的难点作为思想政治工作的重点，及时解决各种思想问题。另外，新医改形势下的思想政治工作面临的问题较以前更多更复杂。鉴于以上两点，医院思想政治工作必须与医疗改革和医院发展紧密结合，立足于医院实际情况，实现思想政治工作由"虚"到"实"、从被动向主动转变。这就需要医院思想政治工作，以习近平新时代中国特色社会主义思想为指导，看待新事物，研究新情况，解决新问题，总结新经验，不断加以改进。在各种改革措施出台时，充分发挥思想政治工作的优势，引导职工自觉服从改革需要，当好促进派。在遇到有关政策措施变动时，要引导职工正确处理国家、集体和个人三者的利益。在医院各项重大管理活动决策过程中，要把党的政策和职工思想作为决策的重要依据，使思想政治工作与医院发展紧密结合起来。

五、思想政治工作必须与医德医风建设相结合

医德医风充分体现医务人员对患者、对社会的责任感和奉献精神，医院思想政治工作的目的就是极大地提高广大医务人员的职业道德水平。思想政治工作要紧密结合实际，坚持医德医风教育，提高职工素质。唐代著名医学家孙思邈在《备急千金要方》序中写道："人命至重，有贵千方。一方济之，德愈于此。"自古以来，医者十分注重职业道德修养，便有"医者仁心，悬壶济世"之说。医德医风教育，只有常抓不懈、持之以恒，才能收到良好的效果。医院建设要将依法办院和以德行医相结合，医院思想政治工作的内容必须突出医务人员的医德医风建设，通过思想教育培养和强化责任心，使医务人员端正服务思想和态度，树立正确的世界观、人生观、价值观，正确衡量国家、集体和个人三方利益关系。医院要制定监督机制，使医务人员在执行规章制度的同时接受医德监督与考评，形成良好的医德医风，树立正确的思想观念。

六、思想政治工作必须具有时代性和前瞻性

医院思想政治工作不能脱离改革开放和发展社会主义市场经济的实际，不能脱离新形势下员工的思想实际，要具有鲜明的时代气息。思想教育的超前性是指通过对思想政治工

作对象以及社会环境等因素的研究，分析，揭示其本质与规律，预测其发展趋势和可能产生的后果，以有的放矢地采取对策，使思想教育的内容、目标、方法，走在人们思想发展变化的前面，早做工作，掌握主动。思想政治工作者要努力学习理论政策、市场经济理论和现代科技知识，不断提高自身的政治与业务素质，把握社会历史发展的趋势，运用最新的科学方法，站在时代和社会的高度，预测医院改革的发展和趋势，把握新动态，驾驭主动权，分析并准确推断职工思想和行为发展变化的趋向，有针对性地做好防患于未然的工作。同时，医院思想政治工作要顺应时代潮流、符合时代要求，用更科学的办法创新思想政治工作的思路和方式，提高思想政治工作的时效性，扩大覆盖面，增强影响力，不断推进观念更新、体制更新，创造性地开展工作，走出一条有特色的发展之路。

七、加强思想政治工作必须强抓政工队伍建设

医院思想政治工作的开展需要高素质的政工人员，而实际工作中，许多医院的思想政治工作人员都是兼职，缺乏经验与热情，工作方法单一，思维传统，习惯沿用念报、读文件、开会批评等传统方法，这种现象亟须改变。因为职工队伍素质的高低，决定着医院市场竞争力的强弱，决定着医院的兴衰成败。一些政工人员对思想政治工作认识不到位，开展工作缺乏主动性，自身素质不高。医院管理者要站在医院未来发展的战略高度，重视政工人员培养，尤其要着重进行爱岗敬业、无私奉献精神的教育，不断提高政工人员思想素质和工作水平，采取进修学习、在岗培训等多种形式提高政工人员综合素质，使政工人员的思想政治素质和工作能力适应医院思想政治工作长远发展的要求。

八、新时期改进思想政治工作必须注重思想教育与典型引导

新时期医院思想政治工作的核心是帮助医务工作者树立正确的世界观、人生观、价值观，树立为人民服务的理想信念。思想政治工作的对象是人，是通过做人的工作来引导激励医务人员的积极性，发挥他们的聪明才智，充分调动他们的主观能动性和创造性，使其紧紧围绕医院发展这个主题出谋划策，做出贡献。这就要求思想政治工作必须注重联系医院实际，组织开展形式多样、丰富多彩、寓教于乐的宣传教育活动。以活动为载体，对职工进行潜移默化的思想政治教育，引导解放思想，更新服务观念，主动参与医院建设，提高队伍整体素质。通过加强文明行风建设、党员主题教育等活动，着力宣传优秀人物的先进事迹，营造学先进、赶先进的良好环境，以先进的舆论引导职工，发挥先进人物的示范作用，使广大职工在"无意识教育"和"形式化教育"中得到正确的引导和启迪，从而确立正确的理想、信念和人生观，增强责任感和事业心。

九、加强思想政治工作必须以管理为依托、以监督为保障

思想政治工作是一项具有多环节、多层次的社会活动，是由许多部门、许多人共同从事的工作，须进行计划、组织、指挥、协调和控制，这就是管理。医院管理工作包括思想政治管理，二者相辅相成，相互促进。医院思想政治工作强调对人的观念进行管理，把人生观、价值观、道德观等教育融于管理和实践中，赋予教育以更多的硬性要求，形成看得见、摸得着、做得到的共同的行为模式和共同的价值观，使大家有章可循、照章办事。在推进医院管理的同时，要坚持不懈地抓好思想政治工作，凝聚人心，共谋发展。除了以管理为依托外，切实可行的监督机制是有效开展思想政治工作的保证。医院应结合本单位实际，建立健全思想政治工作的各种规章制度和思想政治工作"实绩"档案，使思想政治工作考核有依据。要做好思想政治工作，必须建立健全内外部的监督约束机制，对爱岗敬业、工作积极，对待患者态度热情，不断追求高超技术的医务工作者予以表彰和奖励；对医德败坏的医务人员给予必要的惩罚。要把医务人员的政治水平、业务能力、工作绩效的真实情况记入档案，作为调资、晋升、职称评定等的依据。只有这样，才能使思想政治工作紧贴医疗服务中心，创造出一个激励先进、鞭策后进、公平竞争的良好环境。

加强医院思想政治工作是一项系统工程，面对不断变化的新形势，针对可能出现的新情况、新变化，研究和探索思想政治工作的方法和新对策，勤于思考，勇于创新，及时发现思想政治工作的薄弱点，完善工作方法，围绕生产经营的实际情况做好思想政治工作。思想政治工作者必须善于发现问题，结合实际研究这些问题，从问题中探索改进措施，制定对策，做到与时俱进。在社会经济不断发展、医疗改革不断深入的新形势下，需要不断探索思想政治工作的新路子，开拓创新，用切实可行、扎实有效的思想政治工作方法，确保医院可持续发展。在新的历史条件下，要结合医院实际加强医院思想政治工作，实现社会效益和经济效益双丰收；要增强医院思想政治工作的影响力、吸引力，实现和谐医患关系的终极目标，坚持不懈地开展思想政治工作。新形势下，思想政治工作必须旗帜鲜明地坚持以人为本的方针，尤其是在市场经济浪潮的大环境下，更要坚定不移地执行党的基本路线、方针和政策，坚持实践科学发展观。同时，要强调用先进的思想意识形态教育人，强化职工对社会的责任和对理想的追求，使医务人员树立正确的世界观、价值观和人生观，维护人民群众的根本利益。只有这样，思想政治工作才能落到实处、做出成效。

第三节　浅谈医院文化与思想政治工作的关系

一、内涵有别，不可替代

要从制度建设上下手，深化医院文化内涵，增强职工认识，规范职工行为，进一步激发职工参与医院文化建设的主动性与积极性。

医院思想政治工作的内涵。医院思想政治工作是党的思想政治工作的组成部分。思想政治工作是党在改造客观世界的实践中，以马列主义、毛泽东思想、邓小平理论、"三个代表"重要思想、习近平新时代中国特色社会主义思想和正确的路线、方针、政策为思想武器，以解决人的思想、观点、立场问题，从根本上提高认识世界、改造世界的能力为目的，对广大党员、干部和群众进行启发、诱导和说服教育，协调人们之间的关系，从而发挥人的主观能动性，激发工作的积极性，为完成党所提出的各项任务而奋斗的一种政治工作。医院思想政治工作贯穿于医院管理的全过程，指导着广大医务人员的行为，以保证医院朝着社会主义方向健康发展。

医院文化的内涵。医院文化是整个社会文化系统中一个重要的有机组成部分，医院文化是在国家民族文化和现代意识影响下所形成的具有医院特点的群体意识，是为全体员工所接受的价值观念和行为准则。医院文化的内涵包括医院精神文化、制度文化、物质文化三方面的内容。其中精神文化是灵魂，是从制度文化、物质文化中提炼浓缩的文化精华；制度文化是保证，精神文化只有通过制度文化建设，才能逐渐内化，成为医院职工的行为准则；物质文化是精神文化、制度文化建设的物质基础，三者有机结合，缺一不可。

二、医院文化建设与思想政治工作的相同点和不同点

医院文化是适应现代医院管理客观要求的产物，它与思想政治工作有着十分密切的关系。思想政治工作是我党我军优良传统和政治优势，是精神文明建设的一项基础性工作，是医院文化建设的重心所在。在医院中，思想政治工作与医院文化都是主要的医院行为，又同属于思想文化范畴。建设和发展医院文化，改进医院的思想政治工作，两者相互补充、相互贯通、相互促进。思想政治工作是医院文化的一个组成部分，医院文化研究的范围大于思想政治工作的研究范围。医院文化建设和思想政治工作都以提高医院职工的思想道德和科学文化素质为目的，都以研究人的思想动态和意识行为为根本任务，共同落脚点是促进医院提升整体形象，都注重对人的思想的工作，同时又各有侧重。思想政治工作与

医院文化建设互通共融，二者既有许多相同点又有不同点。

（一）医院文化建设与思想政治工作的相同点

1. 目标相同

两者都是以提高医院职工的思想道德素质和科学文化素质为目的。医院思想政治工作的目的是通过提高职工的思想政治素质，充分调动职工的积极性，为医院的稳定、改革与发展服务。医院文化建设的目的是培育职工"珍惜生命，患者至上"的价值观，使他们树立起救死扶伤、乐于奉献的道德观念，养成"敬业、乐业"的良好习惯，从而使他们增强服务意识、端正服务思想、改善服务态度、提高服务质量。

2. 使命相同

两者都把全心全意为患者服务变为医院职工的自觉行动，以救死扶伤的神圣职责为光荣，以解除患者的痛苦为前提，以向社会提供优质医疗服务为己任。

3. 方向相同

医院文化与思想政治工作都属于意识形态，都是为经济基础服务的。无论是医院文化还是思想政治工作都必须坚持中国共产党的领导，坚持社会主义方向。医院文化不仅与思想政治工作的政治方向是完全一致的，而且发挥思想政治工作优势又能保证医院文化建设的正确方向。任何排斥、削弱思想政治工作的医院文化都会背离社会主义发展方向。

4. 对象相同

两者都是做人的工作，只是内涵和外延各有特点。两者都以人为本，都是以提高医院人员整体素质为出发点，通过各种行之有效的方式调动医务人员的积极性、创造性，增强团队精神，为实现医院可持续发展这个总目标服务。医院文化从研究人的共同价值取向出发，注重培养员工的群体意识，突出员工自我激励。思想政治工作解决人的思想认识、观点立场问题，以育人为业，以转变人的世界观为本，旨在用共产主义精神培养社会主义建设人才。

5. 途径相同

医院文化与思想政治工作的途径多为举办各种宣传教育活动，开展丰富多彩、寓教于乐的文体活动，对员工进行党和国家政策的宣传、社会主义道德法制教育、医德医风宣传，树立学习榜样鼓励职工创优争先等，营造和谐人际关系，提高职工队伍素质。

6. 环境相同

医院文化建设与思想政治工作都是在特定的环境中进行的，包括医院内部环境和外部环境。医院内部环境是指医院的整体环境，即员工素质、医疗水平、经济效益等，外部环境指社会大环境，医院文化建设与思想政治工作都是在这种既确定又变化的环境中进行的。

（二）医院文化建设与思想政治工作的不同点

1. 侧重点不同

医院文化比较侧重于文化性，通过精神文化、制度文化、物质文化来营造医院良好的文化氛围，把培育鲜明的具有个性特征的医院精神、提高职工素质、树立白衣天使形象、创造社会效益作为工作重心。而思想政治工作更多地强调政治性，着眼于社会共性，重视思想上的高度一致，注重思想教育和灌输，关注全党、全国在思想政治上一致，重视党的路线、方针、政策在医院的贯彻执行，比较强调政治性，把教育和引导人们改造主观世界作为工作重心。

2. 方式不同

医院文化以文化逐步渗透为主要方式，而思想政治工作以教育和疏导为主要手段。思想政治重在教育和灌输，主要是通过学习讨论、宣传教育、听报告、谈心、疏导、协调、激励等方式，调动和发挥医院职工的工作积极性、主动性和创造性，以保证医院各项工作正常开展和提高整体医院服务水平；文化建设重在锻炼和熏陶，主要通过文化手段，采取文化交流、形象设计、文娱宣传等方式，加深职工的文化涵养和加强医院的文化氛围，形成以医院观念形态文化为核心的群体文化意识，创造良好医疗环境，用共同的价值观念和道德准则，引导职工勤奋工作，不断提高医院服务质量。

3. 特征不同

医院文化有较强的个性，体现参与和主动，强调各个医院都有其独有的特征，比较重视对每个医院个性的研究。而医院思想政治工作是有组织的、有针对性的一种教育方式，针对社会背景和职工群体的思想动态进行思想教育，帮助职工更好地把握自己的行为。思想政治工作体现教育和引导，既是医院行为，又是社会行为，有比较明显的共性，任何医院都要无条件保障党在一个时期内的路线、方针政策在医院及时得到贯彻执行。

4. 工作队伍不同

医院文化建设是由医院领导和医院全体职工在医院活动中不断共同探索、总结、完善的"集体活动"，具有一定的自发性和普遍性，要求所有医院管理者以及全体医护人员共同参与，且这两个主体是平等关系。而医院思想政治工作主要由政工人员承担，同时党政工团齐抓共管，并要求政工人员有较高的思想觉悟和政治素养，在工作中有教育和受教育之分。

通过对文化建设和思想政治工作的深入分析，结合二者的相同点与不同点，可以看出，提倡和发展医院文化将有助于解决医院管理工作与思想政治工作"两张皮""一手硬，一手软"的倾向。由于医院文化可以将卫生工作的理想、信念、价值和市场观念等人格化因素都作为医院管理的出发点，并把提高人的素质当作它的中心问题，要求医院职工共同参与，因此更加容易调动人的积极性、主动性和创造性，充分体现人在医院工作中的主体能动作用。这样既拓宽了思想政治工作的领域和内容，又有利于把握医院文化建设的发展方向。

三、医院文化建设与思想政治工作的密切联系

当今时代，是全新的文化时代。经济的发展已经不是单纯的经济活动，而是经济、文化、政治的一体化运作。医院的文化建设是强化现代医院管理的内在要求。同时，医院每一项政策、改革措施出台前，思想政治工作都要先行，做好宣传引导。在社会主义市场经济下，只有把思想政治工作与医院文化建设融为一体，不断提升医院文化的内涵，拓展思想政治工作的外延，培育独具特色的医院精神，形成医院整体的价值观、道德观，树立良好的医院形象，才能构建和谐社会。

医院文化作为管理理论发展的最新阶段，是科学技术迅猛发展，生产过程日趋现代化，市场竞争更为激烈，人们的精神、心理、文化需求日益渴望得到满足的新形势下逐步形成的。因此，医院文化在医院中不是孤立的，它渗透在医院运作的方方面面，对医院的发展起着举足轻重的作用。

(一) 医院文化与思想政治工作的区别与统一

医院文化与思想政治工作虽然有一定的区别，然而，两者之间又有着内在的一致性。它们同属于上层建筑，是医院软管理方式，为医院的两个文明建设服务，同时医院文化是促使思想政治工作与经济工作自然接轨的最佳途径，是加强和改进医院思想政治工作的重要载体和有效手段。

(二) 医院文化建设的基础前提是思想政治工作

医院的根本目的是为实现全社会人民共同健康，中心工作是围绕我国医疗卫生体制的改革，在救死扶伤、实行人道主义的基础上赢得最大效益。医院文化的核心是医院精神，其主体是人。医院文化强调以人为本，全面提高人的素质，这与我们党长期坚持的思想政

治工作的目的是一致的。医院文化作为一种医院管理的理论，其本质是一种经济文化，即通过医院文化建设来加强医院内部管理，提高员工素质，创造医院最佳效益，促进医院发展。社会要和谐，首先要发展，大力发展医疗保健，不断为社会和谐创造优质文明服务，推动卫生事业发展。医院是特殊服务部门，在社会和谐发展中，具有不可替代的作用。建设和谐的医院文化，思想政治工作是基础、是前提。因为医院文化核心价值体系都是依靠人来实现，人是建设和谐文化的根本。医院思想政治工作的着力点是培养医院精神，引导员工树立正确的世界观、人生观和价值观，塑造良好的医院形象。医院文化的内涵涵盖了医院价值观的确立、医院精神的培养、员工道德的培育、优良传统的发扬等诸多方面，而这一切都离不开思想政治工作。由此可见，思想政治工作是医院文化建设课题中的原本之义。

（三）思想政治工作是医院文化建设的根本保证

医院思想政治工作的重点是进行世界观、人生观和价值观教育，避免职工群众的"精神危机"。医院文化是医院在医疗服务活动中为谋求自身的生存和发展形成，并为职工所认同的一种先进群众意识，具有鲜明的时代特征和医院个性。因此，医院的思想政治工作必须切实以服务病人为中心，渗透到医疗服务过程中，才能做到有为、有位、有成，才能产生强大的凝聚力、感召力、引导力和约束力，增强职工对医院的信任感、自豪感和荣誉感。医院作为以医疗服务为中心的特殊行业，实行民主管理，让职工当家做主，努力营造一种凝聚人心的氛围，这就必须搞好医院文化建设，而思想政治工作是前提条件，是根本保证。医疗服务全过程，就是思想政治工作的全过程。医院只有在文化的涵盖下，把优质服务、提高职工业务素质和思想政治结合起来，才会进一步增强凝聚力，产生强大的生命力，更好地发挥作用，推进社会和谐发展。

（四）"以人为本"是医院文化与思想政治工作的结合点

医院文化已逐渐为人们所认识和重视，加强医院文化建设的任务已经越来越迫切地提到了医院管理者的面前。在市场经济条件下，强调"以人为本"的管理理念已经深入人心，而"以人为中心"的管理正是医院思想政治工作与文化建设的核心内容。通过对医院业务建设与发展总体目标的设计与分解，将职工个人的事业理想、成就需要与医院总体目标有机地结合起来，让职工在社会、医院发展的总目标中看到自己的位置，找到自己事业成功和价值实现的机会，激励职工保持良好的工作热情，以此培育职工的主人翁精神、"病人至上"的奉献精神和社会责任感，促进医院的文化建设。

四、以医院文化为载体改进加强思想政治工作

医院文化与思想政治工作具有辩证关系：一方面，医院文化是思想政治工作渗透到经营管理的极好载体，可以使思想政治工作更具针对性、实效性和时代感。另一方面，思想政治工作多年来积累的丰富经验，可以为医院文化建设的健康发展提供思想动力和政策导向。

借助医院文化建设，实现思想政治工作与经营生产的融合。医院的精神、理念、使命和宗旨是医院文化的核心，它们反映了医院的基本价值取向和目标追求。医院文化建设的根本目的是构建和谐医患关系，这一目的决定了医院文化建设更接近于为患者服务。具体而现实的企业目标，能够有效地激发员工的积极性和创造性，使员工感到只有企业的价值实现了，才能实现自身价值。这种价值取向的一致性，正是思想政治工作所要达到的目的。因此通过医院文化建设，可以将思想政治工作的任务落实到医院的具体工作中去。同时，借助文化建设，增强思想政治工作的时代感。文化建设具有的鲜明时代特征，有利于提高思想政治工作的吸引力和感染力。医院精神、经营理念一旦形成并成为全体员工的群体意识，就会转化成员工的自觉性、主动性和创造性，形成推动医院健康发展的强大动力和无尽资源。因此我们要把医院文化核心价值观的培养，作为思想政治工作的重点常抓不懈、持之以恒。借助医院文化建设，拓展思想政治工作的内涵和外延。医院文化建设倡导的医院精神、构筑的发展目标，使员工看到了医院发展的希望，不仅给思想政治工作增添了新的活力，丰富了思想政治工作的内涵，而且在培育员工群体意识、倡导医院道德、规范员工行为中，为思想政治工作提供了更广阔的活动舞台，同时也为思想政治工作改革旧观念、旧模式、旧方法，实现思想政治工作的创新发展提出了要求、创造了条件。借助医院文化，增强思想政治工作的群众性。医院文化建设的过程，是一个对全体员工宣传教育、广泛发动的过程。

五、加强医院文化建设，保证思想政治工作健康发展

思想政治建设离不开文化建设。因为员工对思想政治工作的认识，要靠文化发展的氛围来营造。做好思想政治工作，要突出社会主义党建特色。我们是社会主义医院，医院党组织在科学理论武装员工上发挥着不可替代的重要作用，在干部管理中为医院培育造就了一大批骨干和精英，在医院管理中以党组织的战斗堡垒作用和党员的先锋模范作用影响和带领全体员工，为医院改革发展做出了巨大贡献。做好思想政治工作，要着眼于提高队伍整体素质。一个思想、文化素质都不高的企业集体，是不可能产生优秀的思想政治工作队

伍的。做好思想政治工作，要发挥党团员的模范带头作用。无论是在革命战争时期还是社会主义建设时期，我们党都十分重视思想政治工作。毛泽东同志提出"政治工作是一切经济工作的生命线"的科学论断，这是对思想政治工作的地位和作用的形象概括。领导干部要身体力行、率先垂范，才能共同做好思想政治工作。

没有思想政治工作的引导、配合，医院文化建设就会迷失方向，而医院文化在一定意义上拓展了思想政治工作的内容、方法和渠道。医院文化是管理活动，是为实现医院的目标服务的。而思想政治工作是社会文化的一个组成部分，属于政治范畴，根本任务是提高职工的思想政治觉悟。因此，医院文化建设不仅可以把思想政治工作带出孤军作战的低谷，并能彻底改变思想政治工作与医院业务工作分离的现象。现代医院文化中的医院整体发展战略、医院精神、群体的价值取向等内容，需要依靠思想政治工作的协调、宣传鼓励等去强化。因此，发挥思想政治工作的导向作用，对保障社会主义办医方向、促进卫生改革起着不可估量的作用。事实证明，医院思想政治工作抓得好，医院文化建设就有特色；反之，放松了思想政治工作，医院文化建设也就很难有所成就。总之，医院文化是医院思想政治工作的有效载体，医院文化代表着医院的目标追求和发展方向，医院只有在思想政治工作中加强文化建设，努力解放思想、更新观念、大胆探索，就一定能找出更多的、富有时代感、针对性强、行之有效的思想政治工作新方法、新途径，思想政治工作的水平就会有一个新的提高。

第四节　以思想政治工作为契机，推进新时期 医院党风廉政建设

一、医院商业贿赂的形式和特点

随着社会主义市场经济建设的不断深入以及医药购销体制和渠道的转变，商业贿赂问题逐渐渗透到医药、医疗器械购销领域。当前，医药行业商业贿赂的形式多种多样。回扣，即在商品或劳务的买卖中，在卖方收到价款中，按照一定比例提取一部分返还给买方或其经办人的款项。医药行业商业贿赂中的回扣有两种形式：一是医药生产流通企业在药品和医疗器械购销过程中按货款的一定比例给予医院和医生的回扣；二是医院为提高利润，增加医疗和药品销售收入，向开具处方和检查单的医生给予一定比例的回扣。医院回扣是我国医药行业商业贿赂的重灾区。经营者在商业交易中向对方单位或个人赠送除商业惯例赠送的小额广告礼品之外的其他附赠现金和物品。这些附赠现金和物品实际是根据销

售量等计算出来的，然后再折算或以实物形式返还给经销商、代理商、医院及医生。医药生产和流通企业在药品和医疗机械购销业务中，往往通过支出捐款、赞助费、业务宣传费、推广费、好处费、辛苦费、介绍费、酬劳费、活动费和讲课费等各种各样的费用，以及提供国内外各种名义的旅游、考察、休闲等费用报销的方式进行贿赂。如采取参加国内外学术会议、考察等名义，给予各种好处。这种私人或组织邀约的形式外界很难察觉。

商业贿赂最大的一个特点就是有其隐蔽性，往往隐藏在正常合法的交易当中，从账面上很难查出问题。当前医药行业的商业贿赂行为的隐蔽性更强。医疗器材、药品是医药行业容易发生商业贿赂的环节，在其运作体制中不但涉及的部门比较多，而且涉及的人员也多。比如药品，由于目前我国药品生产、流通企业数量众多，医疗服务活动不可或缺的物资保障和其他相关经济活动都成为商业活动、商业贿赂关注和渗透的重点，一些推销人员为销售药品，以宣传费、新药推广费或处方费等名目，向管理人员和医务人员大肆行贿。在医院只要有执业医师资格，有处方权，就是药品销售人员的行贿对象。所以医院在教育管理上难度大，防不胜防。并且，"以药养医"由来已久，已成为一些医院当前运作体制中一项重要内容，弱化了医院内科室负责人与医生的道德约束，慢慢地都觉得习以为常。因此，医药行业的商业贿赂主攻的对象既包括各级各部门的医疗机构，也包括能够对医疗机构施加影响的政府和卫生行政部门的管理人员、中介机构的工作人员、医院的领导干部和科室负责人等，越来越多的部门、人员卷入医药行业商业贿赂。

二、以思想政治工作为契机，推进党风廉政建设的对策

（一）加强医院廉政文化建设

廉政文化建设是新时期党风廉政建设和反腐败斗争中的一项重大任务，也是一个亟待研究的新课题，需要举全党全社会之力，以宽广的视野、大胆的实践，不断探索，不断创新，不断突破。廉政文化是指以崇尚廉洁、鄙弃贪腐为价值取向，融价值理念、行为规范和社会风尚为一体，反映人们对廉洁政治和廉洁社会的总体认识、基本理念和精神追求的一种文化形式。当前，反腐败形势依然严峻，甚至在未来一定时期内持续严峻。侵害人民群众利益的事件时有发生，如果不重视廉政文化建设，腐败文化便会乘虚而入，侵蚀人们的灵魂，误导人们的行为。推进医院党风廉政建设，要从思想政治工作的廉政文化与反腐倡廉入手，二者作为一种无形的、潜在的力量，为医院重塑廉洁之风提供强大的智力支持和思想保证。因此，加强医院廉政文化建设，营造崇廉尚廉氛围，显得尤为重要。

廉政文化不仅是先进的政治文化，也是先进的大众文化，离开了人民群众的积极支

持、热心参与和自觉行动，廉政文化建设就失去了根基和土壤，应把廉政文化的思想内涵寓教于理，让人民群众在潜移默化中接受廉政文化。文化建设与思想政治工作相互联系、相互促进，医院文化建设是思想政治工作的重要载体，使思想政治工作更好地与医院管理相结合，渗透到医院管理的各个环节；思想政治工作为医院文化建设提供导向，使医院文化的境界更高远、内涵更丰富。加强医院文化建设，是以人为本、以文育人，促进人的全面发展的新举措，重在运用文化管理理念，发挥其激励、凝聚和辐射功能作用，提高人的精神境界和文化素养，构建和谐工作环境，增强组织活力，推进工作。

（二）加强思想政治工作，构筑"不想贪"的思想防线

思想政治工作的对象是人，重在提高人的素质、调动人的积极性。因此，必须坚持以人为本、思想领先、教育先行，用科学的理论武装人，用良好的道德塑造人，用严明的纪律约束人。要始终把廉政、廉洁教育作为反腐倡廉，构建和谐医院的重中之重。把廉洁宣传教育纳入医院思想政治工作的总体部署中，贯穿到对党员、干部培养、选拔、管理、奖惩等各个环节。把反腐倡廉教育作为医院思想政治工作的重要内容。强化"党风、政风、行风、作风"，做到四风联动。充分发挥思想政治教育的基础性作用，贴近医院党员干部和医务人员的思想，联系医院工作实际，组织开展形式多样的廉政文化教育活动和理想信念教育，党章教育，社会主义荣辱观教育，党纪法纪教育，职业道德、社会公德教育，预防职务犯罪教育和正反典型教育。要通过理想信念教育，切实解决医院领导干部和医务人员信念动摇、立场不稳、情绪悲观的问题，通过纪律作风教育，明白无误地讲明哪些能做、哪些不能做，什么必须坚持，什么必须反对，并加以督促。始终坚持预防为主，重在教育的方针，以树立马克思主义的世界观、人生观、价值观和正确的权力观、地位观、利益观为根本，以艰苦奋斗、廉洁奉公为主题，以立党为公、执政为民为目标，以领导干部，特别是部门一把手的思想教育为重点，加强党风廉政教育，建立拒腐防变教育长效机制，在医院上下构筑起"不想贪"的思想防线。

（三）开展形式多样的思想政治活动，使医院党风廉政建设深入人心

改变传统思想政治工作内容单调，形式呆板，比较零散，层次不清，创新不够，缺乏主动性、系统性的局面，按照注重针对性、体现时代性、保证实效性的要求，坚持不懈地抓好思想政治工作。可以采取举办培训班、举行报告会和组织专题研讨等多种形式，有针对性地集中开展理论知识培训；开展"明荣辱，扬正气"格言警句、座右铭、廉政小故事、书法、摄影、绘画作品的征集活动，把廉政建设贯穿到日常的生活和工作当中；开展廉政歌曲传唱、廉政小品"拒红包"的演出和争创文明行业、文明科室等一系列廉政文化

建设活动。针对医院思想政治工作多样、多变、多元的工作实际，要坚持以人为本的理念，做到既统一思想又关注差异、既引导向上又灵活掌握，发挥基层组织的激励与帮扶作用，挖掘身边典型人物事迹，通过形式多样的思想政治活动，使党风廉政建设更形象、更具体、更深入人心。

以思想政治活动促进医院党风廉政建设，必须做到思想政治活动"经常化、多样化、立体化"的工作目标。所谓"经常化"就是思想政治活动要经常搞，抓经常，长流水，不断线；"多样化"就是内容丰富、形式多样，针对不同时期、不同群体、不同层次，有效组织宣传思想政治活动，增强新时期思想政治活动的吸引力和实效性；"立体化"就是上下联动、左右配合、齐抓共管。另外，要深入研究新时期思想政治工作的特点，制定具有针对性的策略，确保思想政治工作的实效性。要着力加强思想政治工作信息化建设，运用报刊、广播、电视、网络等媒介做好思想教育工作，充分利用现代科技手段，构筑思想政治工作的新平台。

（四）要牢牢把握意识形态主导权

政治上的坚强，取决于信念的坚定；作风上的清廉，来源于思想上的清醒。鉴于此，要想抓好医院党风廉政建设，必须要牢牢把握医院领导干部和广大医务人员的意识形态主导权。要毫不动摇地坚持和发展中国特色社会主义，尤其是在当前经济体制深刻变革、社会结构深刻变动、利益格局深刻调整、思想观念深刻变化的大背景下，更要积极引导广大医务人员增强政治鉴别力，坚决抵制各种错误思想，保持立场坚定、头脑清醒。要牢牢掌握思想政治教育主阵地，牢固确立马克思主义思想的指导地位，发挥社会主义核心价值体系的统领作用。要加强医院管理制度，坚持学术研究无禁区、救死扶伤最为先的意识形态，绝不给错误思想提供传播渠道。要在实际工作中引导医务人员弘扬以爱国主义为核心的民族精神、以改革创新为核心的时代精神、以患者为中心的救死扶伤精神，推动医疗事业健康发展。

（五）切实增强忧患意识和紧迫意识

20世纪80年代，是腐败的滋长期，措施主要是严肃查处、重在打击；20世纪90年代，是腐败的蔓延期，措施主要是惩处与制度并重、重在遏制；21世纪后，是腐败的相持期，措施主要是标本兼治、综合治理、惩防并举、注重预防。然而，随着经济的发展和人类的认知变化，腐败变得无孔不入，并像野草一样"野火烧不尽，春风吹又生"。当前，医院收"红包"、拿回扣等腐败现象层出不穷，并有愈演愈烈的态势，已经严重影响了医院的正常发展。医院领导干部一定要增强忧患意识，居安思危，清醒地认识到腐败现象的极端危害性。一个时期以来，由于认识上的差距和改革发展进程中体制机制的问题，还有工作理念、思路、举措上的问题，在抓医院党风廉政建设和反腐败斗争中存在患得患失、出拳不及时、发力不足、震慑力不强、监督制约不到位的问题，甚至一些医务人员的思想和作风背离了正确的医德，对于这些问题，如果认识不到位，缺乏忧患意识，缺乏紧迫感，就意味着放任纵容，就会犯错误。只有深刻认识到这些问题的危害，并从思想的源头上进行党风廉政建设，切实增强忧患意识和紧迫意识，以强烈的紧迫感，全面落实医院的党风廉政部署工作，才能逐步铲除腐败滋生的土壤。

（六）深入开展正反两方面教育

正反两方面教育，包括典型示范教育和警示教育，这样做有助于从矛盾的两端进行对比，从而增强思想政治工作的针对性和实效性。一方面结合医院实际情况开展争先创优活动、向身边的优秀员工和先进事迹学习活动、廉政好人好事的征文活动、组织观看革命斗争史展览等活动，以典型带动的形式，在干部队伍中弘扬一种严于律己、无私奉献的精神，在广大医务人员中树立全心全意为患者服务的思想，打造一支廉洁高效的医疗队伍。另一方面对医院干部职工进行警示教育，通过经常学习法律法规，以及一些违纪违法案例，不断告诫领导干部要依法行政、廉洁从政，不得违法违纪；告诫广大医务人员要依法行医，远离"红包"和"回扣"，从而使医院全体工作者珍惜自己的工作岗位、珍惜家庭、珍惜自由，做到警钟长鸣。同时，为进一步加强党风廉政建设，增强医院全体人员廉洁自律意识，通过开展"守纪律，不越线；转作风，重实效；讲学习，负责任"等主题活动，增强广大党员干部管理意识、责任意识、服务意识、纪律意识，为全面做好党风廉政建设工作奠定良好基础。有针对性地在医院范围内开展先进典型示范教育和违纪案件警示教育，发挥先进人物的榜样示范作用和反面案例的警示作用，从正反两个方面引导医院工作者树立正确的权力观、地位观和利益观，筑牢思想道德防线，增强防腐拒变能力，提高干部廉政自律的自觉性。并通过思想政治工作，大力发扬艰苦奋斗、励精图治、知难而进、自强不息的精神，消除贪慕虚荣、攀比摆阔、萎靡不振的"病原体"。

扎实开展理想信念和廉洁教育，建立教育、制度、监督并重的预防和惩治腐败体系，是党风廉政建设的一项长远之计，是预防腐败滋生的根本措施。在这一体系建设中，教育是整个体系建设的关键，是一项长期的基础性工作。抓好思想政治教育，只是源头防腐的一种措施，必须充分认识到反腐败斗争的长期性、复杂性、艰巨性，把反腐倡廉建设放在更加突出的位置，始终坚持标本兼治、综合治理、惩防并举、注重预防的方针，严格贯彻落实党风廉政建设责任制，加大思想政治教育、管理和监督力度，为医院的健康发展提供有力保证。医院领导要以"抓铁有痕、踏石留印"的劲头，以"猛药去疴、重典治乱"

的决心，以"刮骨疗伤、壮士断腕"的勇气，善始善终，善做善成，坚定不移地推进党风廉政建设和反腐败工作，对医务人员身上出现的苗头性问题早发现、早提醒、早查处，绝不能养痈遗患、蚁穴溃堤。

医院作为直面大众的特殊窗口，加强医院廉政文化建设，是新形势下反腐倡廉的客观要求，对打造一支高素质的医疗队伍，塑造医院良好社会形象，促进医院和谐发展有着重要意义。一方面要深刻体会医院开展反腐倡廉建设的重要性，另一方面要认真抓好反腐倡廉建设，要充分发挥医院精神在反腐倡廉建设中的作用，要不断完善反腐倡廉体系，同时不断与时俱进，采取行之有效的具体措施，只有这样才能在医院这样一个以全心全意为人民服务为宗旨的机构里扬正气、树新风，只有这样才能促进医院各项事业又快又好地发展，使医院成为社会主义精神文明建设的窗口。

第五节　现代医院如何做好思想政治工作

一、认清医院思想政治工作的主要内容和工作目标

在市场经济条件下，医院思想政治工作的主要内容至少包括三个层面的含义：一是指导思想。即要以马列主义、毛泽东思想、邓小平理论、"三个代表"重要思想为指导，坚持实践科学发展观、习近平新时代中国特色社会主义思想和党的基本路线、方针、政策。这是由医院思想政治工作的性质和实践决定的。二是医院管理工作。即坚持以病人为中心，以提高医院社会效益和经济效益为目标，牢固树立把医疗质量当政治、医疗服务当宗旨的观念，紧密结合医院的中心工作，这是由医院思想政治工作的任务和特点决定的。三是职工的利益需求。即坚持以人为本、按劳分配，将依法办院和以德行医相结合，自觉维护职工的切身利益，真心实意解决职工的思想问题和具体困难，体现医院大家庭的温暖，增强医院凝聚力和向心力。这是由医院思想政治工作的对象和要求决定的。

医院思想政治工作的总体目标可概括为建立与现代医院管理制度相适应的思想政治工作运行机制，培养德才兼备的医院管理骨干队伍和"四有"职工队伍，打造体现全心全意为病人服务的医院文化，树立医院良好的社会形象，增强医院亲和力和竞争力，不断提高医院的社会效益和经济效益，保持医院又好又快地发展。

二、当前医院思想政治工作的现状及原因分析

(一) 医院思想政治工作现状

医院思想政治工作总体而言是好的，领导高度重视，把思想政治工作摆上重要议事日程，同业务工作同布置、同落实、同考核，从而全面提高广大职工的思想素质，调动职工的积极性，增强干部和职工的凝聚力和向心力，为医院在新时期的改革和发展提供精神动力，使医院在激烈的市场竞争中立于不败之地，取得良好的社会效益和经济效益。与此同时，我们也要清醒地看到，在市场经济条件下，医院思想政治工作的开展还存在一些障碍，还有一些不尽如人意之处。

1. 服务态度差

服务态度生、冷、硬，行动上不主动，这是卫生系统思想政治工作今后一段时期的"主攻"方向。卫生系统要不断创建文明行业，开展优质服务等活动。当前许多医患矛盾、医疗纠纷，患者及家属申请"医疗事故"鉴定往往是由于医务人员服务态度差、工作不到位而造成的。

2. 职业道德低

一些医务人员以医谋私，向病人暗示或索要红包，开大处方、多用药、用贵药，甚至用一些可用可不用的药，加重病人经济负担，丧失了医务人员应有的职业道德。

3. 责任心不强

部分医务人员缺乏工作责任心，医疗质量意识淡薄，得过且过，靠混度时光，不注重自身业务素质的提高。在临床诊治过程中，遇到危重疑难病例，不执行院内会诊制度，随便将病人转诊，从而延误病人的最佳诊疗时机，给病人及病人家属造成不应有的痛苦和损失。

4. 对思想政治工作存在偏见

医院领导认为政工人员可有可无，单位效益的好坏，取决于临床一线的医务人员，思想政治工作无经济效益可言。

(二) 问题产生的原因

新形势下思想政治工作受多种因素影响，之所以产生以上不良影响，有医院内部的管理问题，有思想认识根源的问题，有社会大环境的影响等。主要原因有以下几点：

1. 复杂的社会原因

在我国现阶段的社会变革中，腐败现象时有发生，医务人员所接触的对象形形色色，其素质参差不齐。因此，社会上的种种不正之风必然会渗透到医疗服务领域，为那些腐败现象的滋生蔓延提供气候和条件。对待病人不能一视同仁，出现了一些"变色龙"医务人员。

2. 思想认识根源上的原因

基层医院财政拨款都是差额补助，地方财政只能拨很少一部分给医院贴补。而医院要生存、要发展，有些领导对市场经济以及医疗服务缺乏正确的理解，片面追求经济效益，忽视了思想政治工作，"大处方""开单提成""药品回扣"等现象屡禁不止。也有职工认为医院主要靠一线医务人员创造经济效益，思想政治工作服务于医疗工作，有没有无所谓，又不能产生经济效益。

3. 价值取向发生变化的原因

由于改革开放，大力发展市场经济，改革中因新旧体制交替出现的空当，让少数人钻了政策空子，大发横财，导致经济严重失衡，一部分医务人员与那些早致富的人进行攀比，心理失衡，影响工作积极性。这些医务人员的价值观、世界观产生变化，滋生了拜金主义、唯利是图的价值取向。因此，在"药品回扣""开单提成"等的利益诱惑和驱动下，有些医务人员则置三令五申于不顾，无视主管部门单位的相关规定，仍然我行我素，顶风违纪。为了自己多谋取一些"回扣"而滥检查，开"大处方"，多用药，甚至用一些可用可不用的药，加重病人的负担。

4. 医院内部管理的原因

一方面一些不具备正规学历的人员进入了卫生系统，这部分人员因为不能取得执业资格而面临转岗、待岗，甚至下岗，因而就会产生混日子的思想，得过且过。一方面是一些有正规学历或执业资格的人员，对形势认识不清，认为只要有执业资格，不可能下岗，没有危机感、紧迫感，因而服务态度差、责任心不强、质量意识淡薄，平时不注重自身业务素质的提高，是造成医疗事故、纠纷发生的主要原因。

三、做好当前思想政治工作的几点思考

加强和改进思想政治工作，不外乎两种途径。一是作为思想政治工作的具体实施者，政工干部要从多方面增强自身修养，提高自身素质；二是思想政治工作方式、方法上要适应新情况，要与时俱进。

（一）做好思想政治工作要注重综合运用各学科的知识

思想政治工作本身就是一门综合性的应用科学。正是这种综合性，才有可能去解决各种复杂的思想问题和实际问题。这就要求政工人员必须掌握一些相关的专业知识和辅助知识。如果不懂得专业知识，那么与工作对象就难以有共同语言，做工作也就难以取得好的效果。同时，学习其他的专业知识和辅助知识，也有助于我们把思想政治工作做得更好、更活、更富有成效。在实际工作中，可吸收和运用社会学、文学、伦理学、心理学、教育学、美学等方面的知识和方法，以提高思想政治工作的实效性。

（二）要注重理论和实际的结合

我们在实践中可能经常遇到这样的情况，有的同志理论知识掌握得不错，可就是不会在实际中应用，即便应用了，效果也不够理想，工作对象听不进去。遇到这种情况，首先需要将理论与实际进行比较，看看理论是否符合实际；其次，要检验一下我们在运用理论解决实际问题时的方法是否正确。有时不是理论不正确，而是方法不对头，这就需要改变方式方法。只有这样，才能真正做到在理论和实践的结合上正确地应用。

1. 思想政治工作必须结合医院实际情况

结合医院的实际，建立与现代医院制度相一致的工作制度和运行机制，使思想政治工作与制度的规范、激励、约束、惩治相结合，更好地发挥自身的功能。同时在运行机制的每个环节、每项制度中都要充分体现党和国家倡导的"以人为本"的理念及医院思想政治工作所要求的思想行为准则，形成完善、科学、合理的奖惩激励约束制度，使思想政治工作有章可循，并与制度管理紧密结合，解决制度管不到或管不了的问题。二是要结合医院实际，在职工家访与慰问、劳动管理与争议、民主管理与监督及表彰先进与离退休管理等方面，制定出可操作性的条款。凡职工婚嫁必祝贺，职工生病住院必看望，职工遭遇不幸，职工及其直系亲属亡故时，要及时派人前往家中探望、慰问，帮助职工解决实际困难，使思想政治工作由"说"向"做"转变。

2. 思想政治工作必须与解决实际问题相结合

人们的思想问题，相当一部分是由他们的实际问题引起的。在解决群众的思想问题时，只有把提高人们的思想认识和解决实际问题结合起来，才能转变人们的思想，提高他们的政治觉悟，思想政治工作也才会有更强的说服力和感染力。要积极想办法，创造条件为他们解决后顾之忧，使医务人员能安心将精力集中到干好工作、钻研业务上。对职工生活中的实际问题，要具体分析，区别对待。对于正当合理、亟须解决而又能解决的问题，要尽快解决；对于应该解决而暂无条件解决的问题，要及时说明情况，教育干部职工顾全大局，并给予精神上的安慰。同时，努力创造条件，逐步予以解决。对于不合理的要求，要进行耐心细致的说服教育工作，提高他们的思想认识，正确对待和处理自己的问题。

（三）思想政治教育与业务工作并驾齐驱

思想政治工作是用先进、科学的世界观和方法论来进行思想引导进而达到教育人、启发人、解决人的立场和思想问题，不断提高认知和创新能力，激发工作激情和个人潜能的一项重要工作。因此，管理者要高度重视和大力支持医院思想政治工作，使医院的思想政治工作能紧紧围绕党政工作中心，能在服务大局与服务医院职工的有机结合中促进医院又好又快发展。在具体工作中，思想政治工作的开展应在保障医院经济建设和业务建设的同时积极加强党工团的组织优势和思想教育优势，使医院思想政治工作能紧跟医院发展的步伐，与时俱进。

（四）注重形式灵活性和多样性

多年来，思想政治工作存在着说教、指令、一刀切等问题，往往注重大报告、大动员、大学习、大讨论；在工作考核与评价上，过于注重开会的次数、参与的人数、活动的多少、文件的数量，这实际上是一种做思想政治工作的"粗放"方式。这种只重视"文山会海"，不分对象、层次、特点的"一刀切"方法，做起来省劲，看起来热闹，谈起来有声势，但效果未必佳。医务人员业务繁忙，思想趋向多元化，而且思想问题本身就具有隐匿性的特点，现实条件下已很大程度上失去了频繁开展整齐划一活动的条件与可能，单靠大面积的"粗放作业"是很难奏效的。要建设医院的企业文化，以文化为载体，积极开展"爱岗，爱院，敬业，以病人为中心"的优质服务活动。通过各种演讲比赛、读书报告、体育竞赛、文艺演出等活动，使思想政治工作寓教于乐，在轻松活泼的形式中达到教育的目的。广大政工干部必须在适当进行大规模思想教育的同时，走出办公室，走出会议室，深入基层，深入一线，深入改革实践，深入医务人员中间做工作，多了解当事人的工作生活情况、心理状态，做到因人而异、因材施教，才能实现思想政治工作方式的真正"实用性"，取得思想政治工作的最佳效果。

（五）加强思想政治工作者的队伍建设

思想政治工作的开展，从根本上讲主要还是需要有一支专门从事思想政治工作的能力强、业务素质好、有工作积极性的政工队伍。因此：首先，要把好政工干部的入口关，抓好对政工干部的业务培训，把擅长做思想工作、群众基础好的干部选配到政工岗位上来，并在制度和经费上给予充分保障，从根本上保证思想政治工作的有效开展。其次，政工人员除认真系统地贯彻执行医院的各项规章制度外，还应努力钻研科学、文化、经济、社会、人文学和心理学等相关学科，努力扩大知识面、扩大视野；密切联系群众，甘于清苦，为人师表，无私奉献；主动发现、研究职工的思想动向，积极主动地开展思想政治工作。只有具备了这种业务素质和思想境界，才能成为一个合格的思想政治工作者，才能把思想政治工作落在实处。

（六）要营造良好的思想政治教育环境

医院是一个特殊的行业，医务工作者都是知识分子，他们的工作是高技术、高风险的工作，他们的工作质量直接关系到人们的生命健康安全，他们承受着巨大的心理压力。因此，医院的思想政治工作，更要注意提升品位，要为干部职工营造一个良好的文化和生活环境，缓解他们的心理压力，引导他们去感受和体味，使他们在不知不觉中受到教育，对其行为产生潜移默化的作用。首先是人格力量感召，即医院政工和管理干部要靠自己的品行、修养和道德情操，去感染和影响职工，这就要求职工做的干部首先自己去做，禁止职工做的首先自己不做，勤政廉洁，言行一致，这种行为上的表率作用，实质上就是非常生动的思想政治教育课。其次是培养树立先进典型，用先进人物的先进行为去影响和带动职工。如把中层以上干部、高级职称人员、党员作为教育重点，各项工作要求他们做表率，充分发挥他们的示范和带动作用，积极树立典型、宣传典型。再次是美化"硬环境"，修建花园，改善设施，搞好室内外卫生，在病房和办公室悬挂各种职责和制度，在院内醒目处悬挂文明行医标语等。这种经过改造的温馨环境，可使医务人员于不知不觉中受到教育，对其行为产生潜移默化的作用。最后是优化"软环境"，通过开展各种文体活动、优质服务竞赛活动以及创文明医院活动等，在全院营造一种和谐宽松、健康向上的氛围。

（七）思想政治工作改革要与医院改革同步进行

与医院深化改革相配套的思想政治工作改革应敢创敢试、大胆突破。一是要给一线科室思想政治教育更多的自主权，因为这些科室都有轮班工作的特点，教育时间、方式要更加灵活，所以给他们以自主权是符合业务工作实际的。二是政治教育的内容要少而精、少而活，要以职工自我教育为主，联系实际，讲求实效。三是政工机构和政工人员队伍适应医院管理经营机制改革的大趋势，精干高效。要因事设岗，建立科学的工作量化标准，打破平均主义的分配方法。发动医院所有的职能部门和一线科室的负责人都来做思想政治工作，政工干部在其中发挥好组织作用、指导作用、沟通作用。

（八）转变观念大胆创新

创新是医院思想政治工作永葆生机活力的源泉，要跟上时代发展的步伐，适应新形势，探索新方法，解决新问题，不断推进思想政治工作的改革创新，这是增强新形势下医院思想政治工作活力的根本所在。创新是发展的灵魂，是医院思想政治工作在新形势下生存与发展的生命线。随着改革的不断深化，思想政治工作必须适应变化了的新情况，大胆进行探索和创新。

面对不断变化的新形势，针对可能出现的新情况、新变化，研究和探索思想政治工作的方法和新对策，勤于思考，勇于创新，把握新动态，驾驭主动权，做到与时俱进。掌握思想工作的主动权，在网上架起医院与员工思想沟通的桥梁，以科学知识和思想占领员工的思想阵地。要学习借鉴世界先进的管理理论，积极运用人本主义原理来提高思想政治工作的科学性，提高思想政治工作的吸引力和感召力。

四、紧扣主题，找准切入点

（一）抓根本

靠提高经济效益增强思想政治工作的感召力。经济工作是思想政治工作的基础，离开经济这个基础，思想政治工作就成了无源之水、无本之木。做好思想政治工作关键是把经济搞上去。我们一定要正确处理经济工作和思想政治工作的辩证关系，着力加快医院内部改革，增强活力，提高经济效益，增加职工收入，解决好职工的后顾之忧。只有这样，才能增强思想政治工作的感召力，才能激发职工的主人翁责任感和工作热情，才能促进医院全面发展。

（二）抓动向

靠做细工作增强思想政治工作的感染力。医院就是一个小社会，职工的素质高低不等，修养参差不齐。各级政工干部要增强工作的敏锐性、预见性，善于分析问题，把握动向，把工作做在思想问题萌发之前。在教育中，要有"三心"，即：要细心观察职工的思想动向，要真心与职工交朋友，要用爱心关怀教育后进职工。

（三）抓载体

靠立体教育，增强思想政治工作的凝聚力。进行思想政治工作必须有一定的抓手和载体，要适合职工特点，贴近生活，贴近实际，有的放矢地抓好思想政治工作，对工作对象要分层施教。在领导和中层干部中，要经常性地进行行风整顿和民主评议，落实好"一岗双责"等措施，增强其责任感和使命感，当好职工的表率。在党员中要开展"党员责任区"活动，同职工结对子，做到政治上关心、生活上照顾、工作上支持、行动上影响，让职工紧紧围绕在党员周围。在职工中要根据医院的发展实际，分别对职工进行政治、技术等方面的教育，使其自觉为医院发展排忧解难。在教育方式方法上要灵活。对党员干部可以利用党校等形式进行政治业务培训。对职工特别是青年职工要根据他们求知、求美、求乐、求新的特点，通过知识竞赛、演讲比赛等多种形式进行爱国、爱院、爱岗敬业教育、职业道德教育和危机感教育。

（四）抓重点

靠正面激励增强思想政治工作的鞭策力。抓好多数中的少数，这是马克思主义的重要方法。一头抓标杆，树立榜样；另一头抓后进，采取重点帮助。通过抓两头，带动中间层次。对中间层次，在具体方法上仍应坚持正面激励为主的方针。一是实际目标激励，让职工根据总的要求，确定自己的"小目标"，激励全体职工为实现总体目标而齐心协力，奋发进取。二是情感激励，要关心爱护职工，解决职工的实际困难。三是竞争激励，将竞争机制引入所有的岗位、工种，竞争上岗，奖优罚劣，为职工人尽其才提供一个良好的舞台。四是荣誉激励，对职工的典型代表，通过各种形式给予表彰奖励。

（五）抓领导

靠健全体系增强思想政治工作的战斗力。首先要健全领导体系。党政一把手最好亲自抓思想政治工作，其他领导也要实行"一岗双责"，并把"一岗双责"的执行情况作为考察干部的重要依据。其次，要健全教研体系。通过举办学习班、政治理论学习日、研讨会、法律培训等形式，提高政工干部的理论政策水平，并在实践中探索思想政治工作与经济工作有机结合的途径。再次要健全网络体系，各部门齐抓共管，特别是党、政、工、青、妇等部门都要从全局出发，各司其职，各负其责，分头把关，从不同角度开展工作，形成一个思想政治工作大网络，以增强其战斗力。

总之，思想政治工作要与时俱进，把握时代脉搏，体现时代特色，提高创造性，注重实效性，力求多样化。把思想政治工作的着眼点，建立在关心人、理解人、信任人的基础上，只有这样，才能适应市场经济的需要，才能发挥思想政治的威力，更好地为医院经济建设服务。

第五章 现代医院党的队伍与机构建设

第一节 现代医院党组织在医院的领导核心作用

中国共产党是我国的执政党，是社会主义事业的领导核心，党的领导是中国特色社会主义最本质的特征。《党章》指出：基层党组织是党在社会基层组织中的战斗堡垒，是党的全部工作和战斗力的基础。医院党组织在医院中需要发挥领导核心作用，围绕医院发展运行开展工作。要支持行政领导人，团结职工群众；要参与医院重大问题的决策；要加强党组织的自身建设，领导思想政治工作、精神文明建设和工会、共青团等群团组织。

虽然在医院的各项工作中，党组织与行政组织分工不同、角色不同，但目标是一致的，两者都统一于培育积极向上的医院文化，促进医院不断发展，更好地完成医疗卫生事业当中。因此，准确定位医院党组织，全面推进党组织建设，充分发挥医院党组织的政治核心作用，是将医院各项事业不断向前推进的根本保证。

党政一心、团结一致，是医院党组织发挥领导核心作用的基本前提。推动医院和谐发展无疑是党政领导的共同任务和责任，在这点上党政领导要达成共识。作为医院的党政领导人，院长和党委书记应该多沟通思想、统一认识，对医院的工作通盘考虑，做到目标同向、工作同步、党政工作协调发展。医院应在制度上、组织上为党组织提供更多的参与机会，在涉及医院发展建设的问题上，听取党组织的意见和建议，自觉接受党的监督和指导。党组织要拥有强烈的参与意识，为医院医、教、研等各项事业提供思路和方法，关键时刻发表真知灼见。党政领导要分工明确、团结协作，依靠集体的力量促进决策更加完善，顺利开展医院的工作。

参与医院重大问题决策，坚持方向性，是党组织发挥领导核心作用的首要任务。这不仅是我党给予广大基层党组织的重要权利，也是广大基层党组织的重要职责。党组织参与医院重大问题决策，一方面要在医院长远建设规划和发展目标上参与决策，把握宏观方向，用党和国家的方针、政策指导医院的发展战略，确保医院建设的社会主义方向，确保社会效益和经济效益高度统一；另一方面要在医院生存和发展的关键时刻参与决策，以科学的发展理念做指导，监督党和国家的方针、政策正确贯彻执行。为了更好地发挥党组织参与重大问题决策的作用，需要让党委书记进入院班子，通过参与医院行政办公会议和各种专业会议，代表党组织提出意见和建议，为正确决策提供思想引导；需要建立健全医院党政联席会议制度，医院的重要决定必须通过行政和党组织共同决策。党组织应当以提出意见建议为主，坚持建议不拍板、参与不包揽，既发挥党组织的监督引导作用，又不左右行政的决策权力。

第二节　现代医院要加强党的自身建设

加强党的自身建设，坚持先进性，是党组织发挥政治核心作用的有力保障。医院党委要充分意识到党建工作的重要性，切实发挥党委在医院重大决策中的参与作用、在贯彻执行党的方针政策和法律法规方面的监督作用、在维护医院各方面利益的协调作用、在处理各部门与广大职工关系方面的领导和凝聚作用。同时，也要紧紧围绕医院中心工作，把医院的发展目标作为党建工作的基本目标。把行政工作的难点作为党建工作的重点。党建工作与医疗工作相结合，突出党建工作的针对性、灵活性、时效性。着力整合医院业务工作与党建工作相互促进的动力。

思想政治建设是医院党建工作的核心内容，是研究人的思维和行为活动的规律，解决人们思想、工作、生活等方面问题的工作，是通过做人的教育工作，解决人们的思想与认识问题，从而提高人的认识世界和辨别是非的能力。医院党组织既要勇于承担应该肩负的政治使命，又要将其与医院改革发展的现实任务结合起来。要把重点放到引导广大职工正确认识党的大政方针，贯彻执行各项政策，保证职工在政治上始终同党中央保持一致。要通过对职工进行思想教育，提高职工的思想觉悟，充分发挥出主观能动性，为医院的发展目标而努力。医院思想政治建设必须紧紧围绕党的各项方针、政策做好宣传、学习、引导和鼓励工作，促进广大党员的模范作用、工作积极性，基层党组织的战斗堡垒作用得到体现；必须与职工思想实际相结合，要广泛团结群众，换位思考职工所思所想，倾听职工心声，帮助他们提高思想认识；必须将思想政治建设融入医院的日常工作中，将经常性教育贯穿医疗工作始终，可以将思想政治建设融入医院党员培训等经常性培训当中，加强医院学习型党组织建设，引导职工道路正确、信念坚定、动力十足。

纪律建设是从严治党的治本之策，是依规治党的基础，是党的自身建设不可或缺的一部分。将纪律建设挺在前面，织密纪律建设"防护网"，构建责任体系是关键。医院党委要认真履行主体责任，纪委严格落实监督责任，制定党风廉洁建设的相关制度文件，对责任进一步进行细化分解，明确目标，做到一级抓一级、层层抓落实，构建横向到边、纵向到底的纪律责任体系，确保领导干部"一岗双责"落到实处。坚持重大问题决策、重要干部任免、重大项目投资决策、大额资金使用事项均由党政联席会议集体讨论决定，纪委书记全程参与、动态监控，实现"三重一大"事项的全程监督，充分发挥依法依规监督职能，实现关口前移、预防在先，带动全院各个科室人员自觉守纪律、懂规矩，实现风清气正的引领与示范作用。医院党委要不断加强党风廉政建设和反腐败工作的制度建设，做到用制度约束行为，用制度防范腐败。可以将上级部门和本单位党风廉政建设和反腐败工作的相关文件、规定、制度上传至医院办公网络供全员学习，使员工日常工作有章循、职业行为有标尺，确保医院党风廉政建设与反腐败工作制度建设方面，上无禁区、下无死角，筑牢预防腐败的制度防线。

第三节　现代党员干部先锋模范作用

党员是中国共产党的缩影，也是中国共产党顺利开展各项工作、落实各项政策的载体，群众通过对身边党员的认识来具体认识与了解中国共产党、评价中国共产党，也就是说，医院每名党员在工作中的工作态度和生活中的待人接物等方面，都直接影响着身边人民群众对中国共产党的认知，因而，在做好医院思想政治工作中，党员作为其中的重要组成部分，作为中国共产党思想政策的实际践行者，应充分发挥模范带头作用，加强党员的责任意识。所谓"模范带头"作用，是指作为党员的先锋战士在思想上和观念上在群众中起到先锋作用，在生活中的方方面面起到模范作用，成为人民群众的先锋和模范。共产党员的模范带头作用，是中国共产党的先进性的具体体现。在医院中，处于管理层面的领导干部和冲在治病救人第一线的业务骨干，大多都是共产党员，他们的思想认识、个人行动均影响和带动医院其他职工的思想行为，深刻影响着医院的发展方向。只有加强对党员干部的培养，使党员在业务上和思想观念上保持先进性，走在群众前列，做好党员的职责，发挥党员的作用，才能真正使党组织既成为医院的政治核心，又成为医院各项事业的战斗堡垒。

医院党员群体具有学历高、自主意识强的特点。党组织在打造这支队伍时，要充分认识这支队伍的特点，卓有成效地开展工作。一是要不断完善党员干部的个人修养，不断提升其内在素质。既要加强其政治学习和思想道德教育，不断提高其自身的党建理论水平和思想觉悟，又要加强技能培训，切实提高其自身医疗技术和健康指导水平，不断增强其解决问题的本领和服务群众的能力。医院党委应注重设置完善的结合党中央精神的系列教育体系，通过近年来党的群众路线教育实践活动、"三严三实"专题教育、"两学一做"学习教育引领，指导全院党员深入学习领会党中央的路线、方针、政策。医院党员通过对党的各项方针政策的不断学习，更新自己的思想，切实提高党性修养，保持党员思想的先进性。除此之外，医院党委还应规范党委中心组学习，党总支、党支部委员培训班，中层干部培训班，职工全员培训等涵盖不同层级、不同群体的培训项目，将党的思想贯穿培训始终，加强培训对象的作风建设，以此保持党员乃至全体职工的信念的坚定性，提高教育培训的实效性。与此同时，医院要注重培养党员干部将理论知识灵活运用到工作生活中，使理论与实践相联系，用先进理论指导医院工作者的实践，在实践中渗透中国共产党的先进性和作为一名共产党员的模范带头作用。医院还要通过开展临床技能大赛、召开学术会议，将教学、科研成绩纳入对党员领导干部考核等多种方式鼓励和推动党员在提高自身业务能力的同时，不断钻研，充分发挥自身应尽的职责，影响和带动全院职工共同提高和进步。二是注重培养党员责任意识，充分发挥榜样的引领示范作用。在集体中，榜样的力量是无穷的，医院要注重培养每名党员深刻认识到自己身上肩负着中国共产党交付的重任，要时时刻刻以一名优秀党员的标准严格要求自己，认真学习业务知识，提高个人工作中的业务水平，也要充分学习党的方针政策，团结人民群众，顾全大局，站在中国共产党和人民群众的角度思考问题，全心全意为人民服务。

为了充分发挥党员的先锋模范作用，使每名党员平常时候看得出来、关键时刻冲得上去，医院党委应注重方式方法，制定多种激励机制。通过在重点窗口摆放身份标志，临床科室制作党员承诺展板、要求党员佩戴党徽上岗等多种方式使党员亮身份、明责任、勇担当。借助"七一"优秀党员表彰等方式，帮助发现身边优秀共产党员的闪光点，以优秀党员的事迹感染人、鼓舞人、引领人，注重发挥榜样的力量。医院党员要借助党员奉献日、党员义诊等方式无私奉献，帮助群众解决病痛，全心全意为人民服务。

第四节　现代医院要发挥党代会作用

党的代表大会是党的一项带有根本性的组织制度，是党的中央组织、地方组织和部分基层组织讨论、决定党的重大问题和选举党的领导机关的会议。《党章》规定，党代表大会是党的最高权力机关和监督机关。坚持和健全党的代表大会制度，对于加强医院党的建设，实现党的民主集中制，发扬党的民主，促使党内政治生活更加民主化、正常化，进一步提高医院党组织的战斗力，保证党的路线、方针、政策的贯彻执行，具有十分重要的意义。医院要充分重视党代会发挥的作用，严肃认真地选举党代表，按规定定期召开党的代表大会，根据医院发展需要，对医院发展过程中党组织面临的重大决定、政策和问题及时做出决定，有力指导党组织在一定时期内的工作。

同时，要充分发挥代表团和党代表闭会期间的作用，重视其对于完善党代表大会职能，加强对党内权力运行的监督，发扬党内民主的重要意义。代表团和党代表闭会期间作用的发挥有利于完善党代表大会职能，有利于加强对党内权力运行的监督，有利于提高党的决策的科学性和权威性，增强党的决策的影响力。闭会期间代表团和党代表通过深入基层调查研究，听取群众的意见和呼声；通过参与党的重大问题的决策，可以增强决策的科学性，避免和减少失误。同时，有利于增强决策在广大党员群众中的影响力和号召力，有利于在党内形成统一认识，统一全党的意志和行动，形成推进党的事业的合力。代表团和党代表在闭会期间的职责主要有：参与行政管理党内事务的"参政议政"作用。一是参与决策。如在广泛调查研究的基础上提出议案、审议议案，参与党内一些重大问题的研究讨论，并就这些问题做出决策；二是参与管理。按照《党章》等党内的各项规章制度以及党代表大会形成的各项集体决定，管理医院党内的各项日常事务，监督医院党组织和党员干部的工作，保证党的路线方针政策和党代表大会决议的贯彻落实及各项工作任务的顺利完成。密切党群干群关系的桥梁纽带作用。一是宣传解释党的路线方针政策及党代会的决议、决定。二是调查反馈基层党员群众的有关情况。代表团和党代表来自党员群众，有义务当好基层党员群众的代言人，及时向党组织反映党员群众的意愿。三是团结群众，协调关系，做好思想政治工作，努力把方方面面的条件都利用起来，把方方面面的积极性、主动性和创造性都调动起来，形成强大的合力，推动党的各项事业健康快速发展；发挥在政治、经济和社会生活中的模范带头作用。党代表既是党员群众中的一员，又是党员群众的代表，这种身份职务的特殊性，要求党代表对自己必须严格要求，争做勤奋学习、善于思考的模范；解放思想、与时俱进的模范；勇于实践、锐意创新的模范；踏实苦干、廉洁自律，用实际行动影响和带动广大党员群众努力工作，不断开创各项工作的新局面。

第五节　和谐医院文化的建设

医院文化是医院在自身发展过程中，在社会的环境背景下，逐渐形成的自己的思想价值观念。这种文化以思想道德做基础，由医院工作人员的工作规范、行为准则和医院传统等相结合形成。医院文化直接影响着医院工作的开展方法和工作人员开展工作的积极性。先进的医院文化能够提高工作人员的积极性，能够为工作的开展注入活力，有利于营造良好的工作氛围，拉近医患之间的关系，同时能够树立医院良好口碑，提高医院的核心竞争力，是医院可持续发展的软实力。医院的思想文化应当以"人"为主题，关注医护人员和病人，培养人才，尊重病人，从而促进医院文化素质的提高。加强医院党的自身建设，是建设和谐的医院文化，打造医院品牌形象的核心力量。

广义上来讲，医院党建是文化建设的总纲领，医院文化从某种意义上来说要有服从意识，以配合党建工作的发展。从狭义上来讲，医院文化本身就是党建工作的有利载体，彼此依存、互进共赢。和谐医院文化建设首先要有正确的政策引导。政治特色的融入会让文化的发展更具有凝聚力，增加文化的立体感和力量感。医院文化属于精神文明建设的范畴，其目的是调动员工的工作热情，增强工作人员的协调性。医院文化建设促进党建工作。加大党建工作力度，有利于提升党对文化建设的影响力，推动党建方针的正确引导，增强员工的归属感和自豪感。

因此，医院党委要创新工作思路，以多种多样的方式建设全方位的医院文化建设体系，打造和谐的医院文化。形成被广大员工认同且共同遵守的价值观念和管理体系，使医院的运行和管理走向不断提高的良性循环轨道。医院可以通过开展主题年系列活动，尤其是全员培训活动，将医院的核心价值观等核心理念传递到每位员工，增强全体员工从理念到行为、到习惯的文化认同感和归属感，增强医护人员的使命感和责任感，有效提高医院的医疗服务质量和人文服务水平，使医院文化建设取得切实有效的成果。

医院还应通过传承悠久厚重的医院文化，发展创新优秀医院文化，激发医院文化活力，逐步塑造并形成独具特色的医院品牌。挖掘和创造特色的医院文化，实现真正的内涵发展，赋予医院品牌新的生命力。

第六章　现代医院工会的作用发挥

第一节　现代医院工会的性质、职能与角色定位

中国工会是中国共产党领导的职工自愿结合的工人阶级最广泛的群众组织，是党联系职工群众的桥梁和纽带，是国家政权的重要社会支柱，是会员和职工权益的代表。企业、事业、机关职工按照工会章程建立的工会是我国工会的基层组织。基层工会代表和维护职工利益，依法独立自主地开展工作，是职工代表大会的工作机构，处在协调劳动关系和促进改革发展稳定的特殊位置。

在现阶段，医院工会的主要职能有以下几个方面，一是维护职能。医院工会要维护职工的政治权利、经济利益和精神文化利益。参与医院涉及职工利益的政策制定工作，开展有益于职工身心健康的文化、体育活动，做好职工的生活福利工作，多办实事、好事。二是建设职能。医院工会要动员和组织职工积极参加医院各项事业的建设和改革，使职工在工作岗位上努力工作，团结一心完成医院医、教、研等各项任务。三是参与职能。医院工会要在院党委的领导下，代表和组织职工参政议政、民主监督，通过组织协调召开"教职工代表及工会会员代表大会"等方式，推进医院民主建设。四是教育职能。医院工会要通过群众性自我教育活动，为职工搭建学习教育平台，使职工不断提高思想道德和专业文化素质，建设高素质的职工队伍。

医院工会是医院拥有人数最多的群体组织，是医院发展建设中的重要组织基础和工作基础，在促进医院和谐、维护社会稳定方面有着举足轻重的作用。在新形势下，工会应坚持在党的带领下，立党为公、服务职工，提高执行力，关心职工生活、满足职工需求、维护职工利益。把工会建设成为组织健全、制度完善、维权到位、服务有力、作用明显，党委靠得住、行政离不开、职工信得过的工会组织。党和工会是领导与被领导的关系，坚持党对工会的领导，将医院工会与党组织同步建设，可以使工会组织坚持正确的政治方向，同党中央在政治上、思想上、行动上保持高度一致。通过工会内部共产党员的先锋模范作用，可以鼓舞和引领普通群众，从而凝聚起全院职工的力量，与此同时，党的主张经过工

会的民主程序，也会变成工会的决议和职工的自觉行动，使党的思想得到贯彻落实，医院的各项工作得到顺利推进。

第二节　现代医院要充分发挥工会的作用与职能

为了充分发挥工会的作用与职能，医院工会应该努力做到以下几个方面：

第一，积极深化院务公开，充分落实职工的知情权、审议权、评议权、监督权，使职工的民主权利得到有效保障和维护。通过"双代会"架起领导与职工间密切联系的桥梁，让职工充分参与医院的发展建设。着力推进院务公开，通过职代会、院内办公网络、公示栏等多种形式，向职工公示医院发展、建设、改革中的重大决策，对于与职工利益密切相关的问题，做到公开透明、公正民主。

第二，坚持和完善教职工代表大会制度，强化职工主人翁意识，形成畅通的联系渠道，是职工参政议政的基本保证，不仅能增强职工的凝聚力，营造良好的民主管理氛围，更能进一步强化职工的主人翁意识，构建和谐劳动关系。医院要定期召开职代会，通过会议让职工代表认真审议医院的重大事项、重要基本建设、重大额度资金的使用、医院的年度工作总结、分配制度改革方案等，充分调动职工的积极性和创造性，鼓励员工参与医院管理与建设。工会在职代会闭会期间，同样要负责主持召开职代会常委会，讨论通过医院年度重大事项，包括职工关心的热点、难点、疑点问题或改革举措。

第三，不断完善监督机制，确保科学民主决策。医院工会应当通过职工代表大会组织职工参与本单位的民主决策、民主管理和民主监督。不断整合监督资源、拓宽监督渠道，提高监督实效，建立党委统一领导、党政齐抓共管、工会具体组织实施、职能部门各负其责、全体职工积极参与、多渠道多形式的民主管理格局，从机制上保证和推进医院民主管理工作。将医院内部网络、公示栏等作为民主监督的辅助形式，增强各项工作运行的透明度，方便广大职工监督，充分保障医院重大决策的科学性、民主性。针对医院重大改革、重大方案、重要会议等，医院工会应广泛征求职工意见和建议，为党委做出科学决策提供有效参考。

第四，关心职工学习生活，保障职工合法权益。医院工会应当坚持"以人为本"，主动关心职工学习生活，积极维护职工的合法权益，努力为职工办实事、办好事，切实解决职工后顾之忧。可以创新途径丰富职工文化生活。举办群众喜闻乐见的文艺、体育活动，如艺术节、运动会等，促进职工身心健康，调动职工的热情和积极性。通过举办形式新颖的职工培训，提高职工文化素养及专业素质。

第五，组织关爱活动，要竭尽所能为职工谋福利，凝聚人心，汇聚人气，提高职工的归属感及依赖感。通过具体设计、审核把关，不断拓展员工的"物质福利"和"精神福利"。通过为职工办理保险、职工送温暖等方式，努力为员工提供支持性的工作环境，切实帮助员工解决工作生活等方面所遇到的困难、丰富员工的业余生活，协助员工实现自我成长与职业生涯规划，努力改善员工的薪酬福利，增强员工的忠诚度和归属感，力求使员工工作和生活有归属、有尊严、有权利、有保障、有前途、有价值。

第七章　现代医院干部培养与考核

第一节　现代医院认知与协作能力培养

基于干部性格类型的多元化，实现岗位匹配，达到互相认知、理解与协作，才能形成团队，才能形成合力，在集体中个人的力量永远是渺小的，在大目标的前提下，个人的目标必须服从整体发展，这是干部最基本的素质之一。

医院中层干部是医院的中坚力量，既是管理者，又是执行者，是联系领导与职工的桥梁和纽带，对医院的发展起承上启下的作用，是落实医院各项决策，实现医院发展目标的骨干和主力军。因此，医院对中层干部的培养关系着医院的发展和未来，打造高水平的中层干部队伍对医院来说十分重要。对于医院来讲，不仅要培养每位干部具备优秀的个人能力，更需要培养其在合适的位置上尽己所能，相互认知与理解，协调合作，充分发挥团队精神、互补互助，以达到最大的工作效率。

中层干部有着不同职责和分工，也应具备各自的素质，主要包括政治素质、业务素质、工作能力及身心素质四个方面。政治素质是干部的根本素质，医院中层干部必须自觉执行党的路线、方针、政策，坚持正确的方向不动摇。还要掌握必备的业务素质，只有掌握必备的专业知识，才能审时度势、开阔思路，处理好医院复杂多变的问题。要善于从不同角度考虑问题，协调管理中的各种矛盾和医患关系。身心素质是领导者的基础素质之一。医院中层干部的指挥、协调、组织工作不仅需要足够心智，而且要消耗一定体力。

在医院干部团队中，每个成员都有自己的优缺点，干部性格类型存在多元化。为了帮助干部更好地认识自我，发现自身的性格特点，医院可以尝试用 MBTI 性格理论将个人性格进行分类。MBTI 性格理论将人的性格特点划分为 4 个维度，每个维度具有 2 个方向，共计 8 个方向。分别为：与外界的互动方式：外向（E）或内向（I）；获取信息的方式：触觉（S）或直觉（N）；决策方式：理性（T）或感性（F）；生活态度取向：判断（J）或知觉（P）。以上 4 个维度 8 种偏好的组合形成 16 种人格类型。通过 MBTI 性格测试会得出不同的人格类型，有助于中层干部发掘优势、特长与偏好，找准与之匹配的工作方向，实现工作中的岗位匹配。医院可以在干部中适当开展类似的自我认知的培训，帮助干部认识自我、端正心态，适应工作中的挑战。

对于每一位干部来说，性格特点没有好坏之分，也没有任何一种性格特点是完美无缺的，在干部团队中，应强调互帮互助、协同工作。所以，团队的每名干部都应了解和包容其他人的性格特点，发现其优点和积极品质并学习，克服自己的缺点和消极品质，让它在团队合作中被弱化甚至被消灭。学会正确处理和对待冲突与矛盾，学会与不同性格特点的人分工协作，互补互助，那么团队的协作就会变得很顺畅，工作效率就会提高，医院的目标才能够一步步实现。

第二节　现代医院平台与管理能力培养

干部的岗位胜任能力是处于不断变化中的，经过学习，个人可以与岗位实现更大限度的匹配，个人作用可以得到进一步发挥。因此，提高和改善干部岗位胜任力，医院需要为其提供成长的平台，创造更多学习的机会。

加强对干部的教育和培训，能够有效地提高干部的思想素质、业务水平和工作能力。医院需要举办多种形式的干部培训，例如：举办座谈会、报告会、专题讲座，组织参观和社会实践活动，进行脱产培训和分批分层次轮训等，着力提高医院中层干部5种管理能力：一是政策领悟能力，具有对基本法规政策的理解、运用和分析解决实际问题的能力。二是计划条理能力，在完成工作时有超前谋划、主动思考、积极作为的能力。三是组织实施能力。组织实施能力是指组织人们去完成组织目标的能力，它是完成工作的保证。中层干部要培养坚强的意志，不被困难吓倒，不让失败和挫折压垮。四是全面协调能力。包括人际关系协调能力和工作协调能力两个方面。良好的协调能力可以化解矛盾，聚分力为合力，变消极因素为积极因素。加大中层干部全面协调能力的培训，使其具有良好人际交往能力和有效的人际沟通能力，促进医院各项工作顺利地进行。五是大胆创新能力。应培养他们具有创造性地解决问题的思维和方法，不断强化创新意识，不断培养中层干部的创新能力和责任心，有效发挥他们的创造才能。由此提高干部的理论水平、业务水平和思想素质。

医院要为干部的成长搭建更高的平台，通过派出干部参加学术会议、进修深造、邀请专家讲座等多种方式帮助中层干部开阔眼界，增长个人能力，提高其作为领导的个人魅力与领导力。可以制订完善的未来人才培养计划，支持和鼓励中层干部出国进修，并对其进修予以一定的政策和资金上的支持，使其增长见识，提高能力，提升发挥空间。

第三节　现代医院规矩与行为约束

在新时期，"讲政治、懂规矩、守纪律"是对党员、干部党性的重要考验，是对党员、干部对党忠诚度的重要检验，是新形势下对党员干部提出的新要求，是新一届中央领导集体从严治党、依规治党的高度升华。医院要发展，就要认真约束干部的思想和行为，教育引导干部认真学习领会，切实把"讲政治、懂规矩、守纪律"这"九字箴言"作为自己的行为准则，高度重视，认真践行。

没有规矩，不成方圆。"讲政治、懂规矩、守纪律"是医院党员干部乃至非党员干部健康成长和思想政治工作的必然要求。规矩与行为约束是对干部的重要考验，是对其忠诚度的重要检验。医院在党和国家的大环境下，制定适当的约束机制，用纪律约束和管理干部的思想和行为，抓好行风和党风廉政建设，约束干部在合理的范围内行使手中的权力。医院领导班子要自觉做表率。制定出台纪律制度固然重要，但要想全院自觉地遵守、坚决地执行，领导干部带头是关键。只有领导干部首先做到了，才能带动全体中层干部乃至全院员工共同遵守。各级党组织要把全面从严治党的责任切实担负起来，把严守纪律、严明规矩放到重要位置来抓。要开展经常性的组织活动，多进行积极健康的思想斗争，切实提高党员干部的纪律观念和规矩意识，坚决克服党内生活庸俗化、平淡化的现象；敢抓敢管、担当尽责，严格落实"两个责任"，坚决纠正党不管党、治党不严的现象；加强监督检查，对苗头性、倾向性问题抓早抓小、早打招呼、早提醒，坚决纠正对违规违纪行为放任自流、听之任之的现象；强化责任追究，对不守纪律、不讲规矩的行为必须严肃处理，坚决纠正执行党的纪律失之于宽、失之于软的现象，以鲜明的态度、严格的举措、坚决的行动，推动医院形成"讲政治、懂规矩、守纪律"的良好氛围。

与此同时，医院要帮助党员干部强化意识，自觉树立纪律和规矩意识，时刻不忘自己应尽的义务和责任，要用实际行动引领和带动周围的人；要加强对纪律和规矩的学习，准确理解把握其科学内涵和精神实质，明白哪些事能做、哪些事不能做，增强守纪律讲规矩的自觉性和坚定性；不断加强党性锻炼，增强党性修养，真正使守纪律讲规矩内化于心、外化于行，做到任何时候、任何情况下都心有所畏、言有所戒、行有所止，自觉按原则、按规矩办事。

第四节　现代医院建立全方位考核评价体系

干部考核是干部管理工作中的一项主要工作，客观的考核可以帮助干部认识自身不足，找准努力方向，培养竞争意识，促进干部不断进步。加强干部队伍的管理工作，发挥其积极性、创造性，也带动了广大群众为医院的改革发展做出奉献的工作热情。但目前国内无统一的考核办法和标准，360度综合测评考核是一种可以尝试的方法，采用这一现代的考核评价体系，可以使测评结果真实有效、公正客观，最大限度地反映干部的业绩与能力，为干部绩效管理提供可靠的依据。

360度综合测评由上级、同级和下级从多角度、多方面共同参与考核评定。即测评问卷分为四类：上级问卷、同级问卷、下级问卷、自我评价问卷。每类问卷又分为五个方面：思想品德、团队精神、管理能力、敬业精神、开拓进取。测评人根据被测评人的工作环境，尽可能选取与被测评人工作密切的上级领导、同级干部、下级工作人员作为调查对象，参与考核的测评。利用互联网的优势，建立一套360度计算机网络测评系统，测评人利用个人账号和密码进入测评系统，对被测评人的问卷内容，以人机对话的方式实现网上无记名答卷。系统一共包含管理者登录页面、设计360度测评问卷、在线发布360度测评问卷、参加测评人员的选定、查看测评人员确定情况，在线评估、收集反馈问卷并统计（测评结果查看）结果共七大模块，最后分别统计出上级、同级、下级、自评四个级别、五个方面的分数及总分。

考核意见的反馈是考核体系中一个重要的环节，采取书面（电子邮件）或谈话形式，主要包括考核结果、提出改进意见、下一步工作目标。医院的高层领导要非常重视考核结果的反馈，对考核结果进行实事求是的分析，特别是对考核不及格人员本着负责的态度，责成组织、人事部门进行下一步的调查访谈，了解问题的关键，由主管领导谈话。

考核能否取得成效与领导重视和负责考评工作人员的认真对待是密不可分的，在做好全院部署的基础上，各个环节都要细致、认真。完善考评问卷内容，达到公正性与科学性，制定一套科学、客观、公正，符合医院实际的考核问卷是考核工作的一项重要内容，问卷内容在考核干部基本素质的同时，重点着眼于对干部能力、业绩的测评。考核内容应直观，易于测评者理解与选择，真实反映被测评者的实际工作情况与业绩能力。选择测评的对象要求熟悉被测评人的思想工作情况，看问题比较客观公正并具有一定的思想政治素质。干部考核是一项长期性的工作，切忌随意、走过场，应抱着对干部负责的态度认真对待干部考核工作，定期考核，建立干部考核档案，为管理干部及选拔干部提供依据。

第五节　现代医院自我价值体现与成就感

美国心理学家马斯洛认为，人类的需求是分层次的，由低到高依次是生理需求、安全需求、社会需求、尊重需求和自我实现需求。其中自我实现需求是最高级的需求。满足这种需求就要完成与自己能力相称的工作，最充分地发挥自己的潜在能力。这是一种创造的需要，也是从深层激发精神活力，保持良好精神状态的强劲力量。

医院中层干部有着较强的自我意识，希望找到与自己能力相匹配的工作，发挥自己的潜力，满足自我实现的需求。帮助干部自我实现一方面是为他们提供成长的土壤和平台，提供优质的人力资源生态环境，提供良好的机遇和晋升机会。工作就是这个展示自我、实现自我最好的平台，借助这个平台，干部可以展示长期实践积累的应变能力、适应能力、协调能力和处事能力；借助这个平台，能一点一滴地积累经验，增长技能，培养和锻炼能受益终生的本领，能最终达到全面充实自我、提升自我的目的；借助这个平台，能充分品味工作的乐趣，享受工作带来的荣誉，体现人生的价值和意义。医院领导者应当对干部的工作多肯定、多鼓励，激发其实现自我价值的动力。

另一方面，要善于用人之长、容人之短。正确分析干部队伍状况，放眼全局将干部放在合适的岗位上，使其在合适的位置上发挥出最大潜能，帮助其树立做好工作的信心。注重培养干部强烈的事业心和责任感，关心帮助他们，鼓励他们总结推广行之有效的工作方法，创造性地开展工作。

这两方面是帮助干部实现自我价值，保持良好工作激情和创造力的重要因素，也是领导者发挥领导才能和思想政治教育实践的良好体现。

第八章 现代医院员工培训与团队建设

第一节 现代医院员工培训

员工培训是指一定组织为开展业务及培育人才的需要，采用各种方式对员工进行有目的、有计划的培养和训练的管理活动，其目标是使员工不断更新知识、开拓技能，改进员工的动机、态度和行为，适应新的要求，更好地胜任现职工作或担负更高级别的职务，从而促进组织效率的提高和组织目标的实现。同样，医院员工培训就是有组织、有计划地进行员工培养和培训，以提升员工的医学知识、技术以及能力等专业素质，有效的员工培训是医院进行人才开发、帮助员工提升自身潜力的主要方式之一。

员工培训的内容主要包含三个方面，即：素质培训、知识培训以及专业技能培训。素质培训主要针对员工心理素质、工作态度、工作习惯等培训，缜密的思维、正确的价值观念以及积极向上的工作态度是医院能够发展的主要条件，所以素质培训是医院需要坚持的培训内容之一。知识培训是对员工职业范围内医学知识的继续教育，医院员工所储备的知识以及能力是医院发展和前进的根本动力，因此必须对员工进行该项内容的培训，以帮助医院持续发展。技能培训可以使员工掌握的知识转换为技能，充分显示知识的魅力和价值，员工掌握的技能是医院能够不断发展的源泉，可见，技能培训也是对员工进行培训的重点。

优质高效的员工培训需要医院领导的大力支持，建立良好的培训体系。首先需要结合医院实际情况，深入了解员工的需求，掌握培训需要提高的重点问题，有针对性地制订员工培训方案。然后按照制订的计划开展培训，培训过程中注重调动参加培训人员的积极性，了解培训的效果和情况，对于培训期间出现的问题进行记录和分析。最后，要在培训后对培训进行有效评估，总结经验，发现不足和优点，从而寻找出更加合理的培训方法。

医院要努力建立较为完善和全面的培训体系，力争取得良好的培训效果。医院员工培训主要分为以下几类：①新员工培训：新进员工在试用期间接受的岗前培训，包括医院统一组织的集中培训和各科室、部门安排的专业培训，其中集中培训涵盖医院文化与历史、医院规章制度等内容，有助于新员工更快融入新环境。创新开展的新员工封闭式军训能为新员工增加动力，磨炼新员工意志，受到广泛好评。②员工岗位技能培训：为更新和扩展员工知识储备、提升任职能力和晋升职务、提高工作效率所组织的培训，包含定期举办的职工午间培训、外请专家讲座、临床病例讨论会等。③外派员工进修学习：医院根据工作需要，组织符合条件的员工到大型专业医院进修学习，接受中、短期训练，以开阔员工视野，提升专业或管理水平，包含科室主任的出国进修及创新开展的未来人才培养计划。④文化制度培训：为了推行新的或经改良的医院文化、管理体系而进行的培训。如员工行为规范、人力资源管理制度等方面的培训。⑤干部培训：针对新任命干部开展的新干部培训及全体中层干部参与的集中培训。⑥主题年全员培训：培训以医院主题年为背景，结合主题，涵盖医院发展战略、思想道德与医德医风教育、医院文化与管理、人文沟通、心理疏导、团队合作等多方面内容，使医院的顶层设计直接传递给医院的每名员工，通过培训提高员工素质，增加团队凝聚力。

第二节　现代医院员工培训的意义

　　科学、有效的员工培训主要是依托员工个人素质的提高达到医院综合实力的提高，这是一个由点到面、量变到质变的过程。对医院来讲，员工培训是重要的人力资源开发，是比物质资本投资更重要的人力资本投资，因为在医院的发展建设中，员工是最重要的因素，任何一个环节都要靠员工来完成。通过培训，员工个人素质不断提高所带来的工作效率的提高和实际效益的增长能为医院带来巨大经济效益和社会效益。因为员工培训可以促进员工提高自身素质，有助于个人成长与发展，更可以使员工把个人素养和医院命运结合起来，把个人理想和医院发展结合起来，使个人价值取向更加符合医院核心价值观，在为医院服务、为患者服务的过程中，实现个人和医院的共同发展。

　　员工培训可以提高员工工作技能和文化素质，提升医院服务水平，增强医院核心竞争力。医学是一门活到老、学到老的知识，医护人员只有始终保持学习钻研的热情，保持学习钻研的能力，掌握前沿的医疗技术，不断提高自身知识水平，才能使医院多出高精尖的医疗人才，才能提高医院服务患者的能力，使医院在医疗卫生服务行业中凸显自身人才的优势，因此，对员工工作知识和技能的培训十分重要。而医院又是一个服务性的卫生医疗机构，绝大多数医院员工的日常工作要直接面对病患及其家属。因此，就必须对医务人员进行交流、服务以及基本技能等方面的培训。科学、有效的员工培训可以培养员工对学习的热情，提升员工的知识和技术能力，帮助员工掌握基本的服务技能，提高服务能力。可以说，通过对员工培训，医院可以增强对人才的培养与储备，建立和谐的医患关系，增强医院服务患者的能力，树立良好的医院外部形象，进而提升医院的核心竞争力。

员工培训可以增强员工的归属感和主人翁责任感，形成强大的凝聚力，为医院的发展提供动力。通过医院发展历程、自身职业生涯规划等认知内容的培训，可以促进员工获得职业上的认同感，感知自身价值，对工作进行更好的理解和定位，激发工作活力。通过培训，医院可以将顶层设计直接传达给每位员工，传达给医院发展建设过程中的每位参与者，可以让员工在思想认识、实践行动乃至价值观上均与医院的规划、发展保持一致，从而增强医院的向心力和凝聚力，有助于塑造优秀的医院文化，为医院未来发展提供动力。在全员参与的员工培训过程中，可以有意识地安排院领导班子亲自授课，讲解医院未来发展战略的内容，促进医院与员工、管理层与普通员工层的双向沟通，使员工原汁原味地了解自己为之工作的家园的状况，了解医院的未来发展方向及战略，提高员工的主人翁意识，加强员工对本单位的认同感和归属感，增强员工的思想政治水平，收到良好的培训效果。

第三节　现代医院团队建设

工作团队是由一群技能互补的成员组成的人群结构，团队成员的工作围绕小组而不是个人来进行，成员致力于共同的宗旨、绩效目标和通用方法，并且共同承担责任。通过成员的共同努力产生积极的协同作用，努力的结果使团队的工作绩效水平大于个体成员绩效的总和。团队建设就是有计划有组织地增强团队成员之间的沟通交流，增进彼此的了解与信赖，在工作中分工合作更为默契，对团队目标认同更统一明确，完成团队工作更高效快捷。而思想政治教育起着重要的凝聚作用。

团队建设的意义在于：一是团队具有目标导向功能。团队精神的培养，可以使员工齐心协力，拧成一股绳，朝着一个目标共同努力。二是团队具有凝聚功能。团队精神可以通过对群体意识的培养，通过员工在长期的实践中形成的习惯、信仰、动机、兴趣等文化心理，来沟通员工的思想，引导员工产生共同的使命感、归属感和认同感，产生一种强大的凝聚力。三是团队具有激励功能。团队精神就是要求员工自觉地要求进步，力争向团队中最优秀的员工看齐。这种激励不是单纯停留在物质的基础上，还能得到团队的认可，获得团队中其他员工的尊敬。四是团队具有控制功能。团队精神所产生的控制功能，是通过团队内部所形成的一种观念的力量、氛围的影响，去约束、规范、控制职工的个体行为。这种控制更为持久有意义，而且容易深入人心。

高效率团队由五个要素构成：第一，团队目标。为团队成员导航，引领成员明确方向。第二，人。不同的人通过分工来共同完成团队的目标，在一个团队中需要有人出主意、有人定计划、有人实施、有人协调不同的人一起去工作，还有人去监督团队工作的进展。在人员选择方面要考虑人员的思想政治水平和沟通、协作、技术等多方面技能，还要考虑人员技能的长短板，合理分工。第三，定位。团队要准确定位在集体的位置，团队成员个体也需要定位自己的角色。第四，权限。团队当中领导人的权力大小跟团队的发展阶段相关，一般来说，团队越成熟，领导者所拥有的权力相应越小，在团队发展的初期阶段领导权是相对比较集中的。第五，计划。任何目标都需要计划，按照计划一步步实现。

对于医院来讲，医生、护士、机关、后勤、保障等各个部门的人员同样组成了一个工作团队，这个团队成员有明确分工，团结协作，共同为医院的发展做出努力。对于医院管理者来讲，重视团队建设，打造高效的团队关系到医院的未来发展，因此十分重要。医院应坚持将团队拓展训练融入入职培训、全员培训等培训过程中，极大增加团队的凝聚力和集体荣誉感。尝试举办 MBTI 培训班，借此帮助团队成员认识自我、定位自我，实现相互理解，正确处理冲突和矛盾，大大提高团队协作能力。

第四节　现代医院团队与医院文化、思想政治教育

团队建设与医院文化、思想政治教育密不可分，一方面，建设良好的医院文化、推动思想政治教育工作，需要人人参与，形成团队合力，通过对团队的建设，打造优秀的员工队伍，用团队内部所形成的观念力量、氛围的影响来规范、约束、控制医务人员的个人行为，激励医务人员奋发进取、创新改革，这是加强医院文化建设的强大动力，是医院文化的根本保证。另一方面，在团队建设中融入医院文化、思想政治教育，以价值观为核心影响全体员工，使员工认同医院文化，不仅会促进其自觉学习掌握科技知识和技能，而且会增强主人翁意识、责任意识、创新意识。从而培养其敬业精神、革新精神和社会责任感，形成团结奋进、勤力同心的良好氛围，医院的发展能力将会不断加强。因此，团队建设与医院文化是相互影响、相互促进的。

医院应该注重用优质的医院文化促进团队建设，用良好的团队建设打造医院文化。坚持用专业的态度建设医院文化，形成全院员工共同的道德观念和行为准则，提高员工文化归属感。将医院核心价值观打造成为全体员工在医疗实践过程中身体力行并共同坚守的理念，并成为全体员工共同拥有的信念；将医院院标、院旗和院歌等组织识别系统导入，使医院文化有更直观的表现，增加员工对医院的认同感、忠诚度和归属感。在这样的氛围感

召下，将涌现出一大批医德好、懂技术、会沟通的好医生好护士，形成一支团结奋进、积极向上的医院团队。医院还应将优质的人文服务理念通过内部员工向外部患者传递，从上至下形成"以病人为中心，以员工为中心"的服务体系，使员工成为医院与病人之间的良好纽带，实现内部价值与外部价值的有机衔接，彰显医院的人文情怀。

参 考 文 献

［1］王向军著. 现代医院思想政治工作管理与实践［M］. 天津：天津科学技术出版社. 2017.

［2］慧英波. 中国医院领航文化脉动［M］. 济南：山东人民出版社. 2017.

［3］陈晓红，王吉善主编. 现代医院评价中国不能缺席［M］. 北京：科学技术文献出版社. 2017.

［4］刘瑞明编著. 医院管理人员职业化发展的困境与出路［M］. 成都：四川大学出版社. 2016.

［5］刘宇著. 美国医院管理：从文化、组织、工具三维视角看美国人如何管医院［M］. 北京：光明日报出版社. 2016.

［6］王兴鹏主编；万国华，钟力炜副主编. 医院全质量管理理论与实践［M］. 上海：上海交通大学出版社. 2016.

［7］谭晓东，吴风波，龚洁主编. 医院公共卫生工作规范［M］. 武汉：华中科技大学出版社. 2018.

［8］王耀献，叶永安主编. 名老中医学术传承与实践：北京中医药大学东直门医院建院六十周年专辑［M］. 北京：中国中医药出版社. 2018.

［9］徐慧媛，齐贺斌编著. 北京协和医院史济招临证实践录［M］. 北京：中国医药科技出版社. 2018.

［10］李习平编著. 民营医院与公立医院共生演化路径与利益协调机制研究［M］. 武汉：华中科技大学出版社. 2018.

［11］王明强主编. 中国古代医学教育思想史［M］. 北京：中国中医药出版社. 2018.

［12］王兴鹏. 医院管理纵横：新时代新思维新探索（第1辑）［M］. 上海：上海科学技术出版社. 2018.

［13］ 朱惠蓉，陶思亮主编. 跨界协同育人共同体：思与行的融合 ［M］. 上海：上海交通大学出版社. 2018.

［14］ 王陵军，杨忠奇，吴辉主编. 冼绍祥学术思想研究 ［M］. 广州：广东高等教育出版社. 2018.